职业技能等级认定培训教材

老年人能力评估师

（基础知识）

中国老年医学学会　组织编写

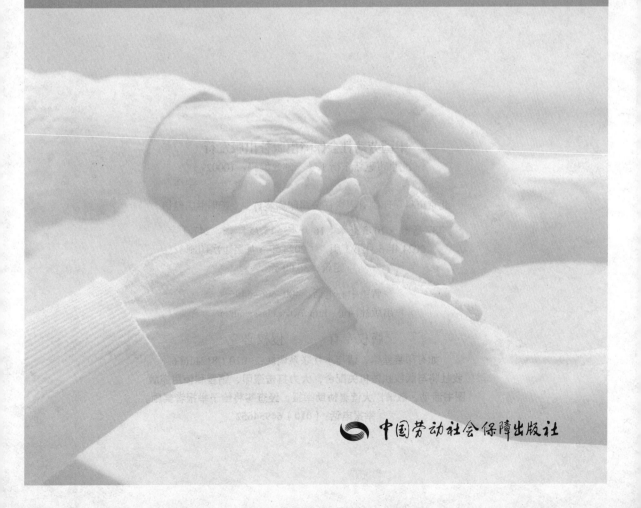

中国劳动社会保障出版社

图书在版编目（CIP）数据

老年人能力评估师：基础知识 / 中国老年医学学会组织编写 . -- 北京：中国劳动社会保障出版社，2024

职业技能等级认定培训教材

ISBN 978-7-5167-6306-3

Ⅰ.①老… Ⅱ.①中… Ⅲ.①老年人 - 健康状况 - 评估 - 职业技能 - 鉴定 - 教材 Ⅳ.①R161.7

中国国家版本馆 CIP 数据核字（2024）第 077177 号

中国劳动社会保障出版社出版发行

（北京市惠新东街 1 号 邮政编码：100029）

*

北京市科星印刷有限责任公司印刷装订 新华书店经销

787 毫米 × 1092 毫米 16 开本 15.75 印张 247 千字

2024 年 6 月第 1 版 2024 年 6 月第 1 次印刷

定价：36.00 元

营销中心电话：400-606-6496

出版社网址：http://www.class.com.cn

前　言

为加快建立劳动者终身职业技能培训制度，全面推行职业技能等级制度，推进技能人才评价制度改革，促进职业培训包制度与职业技能等级认定制度的有效衔接，进一步规范培训管理，提高培训质量，中国老年医学学会组织有关专家依据《老年人能力评估师国家职业标准（2023年版）》（以下简称《标准》），编写了老年人能力评估师职业技能等级认定培训教材（以下简称等级教材）。

老年人能力评估师等级教材紧贴《标准》要求编写，内容上突出职业能力优先的编写原则，结构上按照职业功能模块分级别编写。该等级教材共包括《老年人能力评估师（基础知识）》《老年人能力评估师（三级）》《老年人能力评估师（二级）》《老年人能力评估师（一级）》4本。《老年人能力评估师（基础知识）》是各级别老年人能力评估师均需掌握的基础知识，其他各级别教材内容分别包括各级别老年人能力评估师应掌握的理论知识和操作技能。

本书是职业技能等级认定推荐教材，也是职业技能等级认定题库开发的重要依据，已纳入职业培训包教材资源，适用于职业技能等级认定培训和中短期职业技能培训。

本书在编写过程中得到国家老年疾病临床医学研究中心等单位的大力支持与协助，在此一并表示衷心感谢。

中国老年医学学会

目　录 CONTENTS

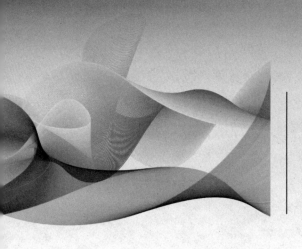

职业模块 ① 老年人能力评估师概论

培训课程 ①

老年人能力评估师职业概述

学习单元 1　老年人能力评估师的职业来源

2013 年，民政部发布并实施了《老年人能力评估》（MZ/T 039—2013）行业标准。2020 年 5 月 11 日，人力资源社会保障部对拟发布的新职业信息进行公示，"老年健康评估师"进入公示清单。经过征求各方意见，2020 年 7 月，该职业以"老年人能力评估师"正式定名，纳入新职业目录。2020 年 7 月 6 日，人力资源社会保障部联合市场监管总局、国家统计局发布了"老年人能力评估师"新职业。2023 年 8 月，人力资源社会保障部颁布了《老年人能力评估师国家职业标准（2023 年版）》，职业编码为 4-14-02-05。

学习单元 2　老年人能力评估师职业定义　　与基本情况

一、职业定义

老年人能力评估师是为有需求的老年人提供日常生活活动能力、认知能力、精神状态等健康状况测量与评估的人员。

二、职业技能等级

老年人能力评估师共设三个等级，分别为：三级/高级工、二级/技师、一级/高级技师。

三、评估的内容

在进行评估前准备以及信息采集之后，老年人能力评估师会针对老年人进行评估，内容一般包括能力评估、等级评定、环境评估、需求评估、康复建议、健康教育，并可以对低级别评估师进行培训指导。

四、职业能力特征

老年人能力评估师需要具备一定的观察能力、分析能力、理解能力、计算能力以及信息与数据处理能力，同时具有较强的语言表达与沟通能力、评价判断能力。

五、教育程度和培训要求

老年人能力评估师教育程度为高中毕业或同等学力。三级/高级工培训要求不少于120标准学时，二级/技师、一级/高级技师培训则不少于80标准学时。

培训课程 ② 老年人能力评估师 职业道德与职业守则

学习单元 1　职 业 道 德

老年人能力评估师职业道德包括爱岗敬业、诚实守信、办事公道、服务群众、奉献社会。

一、爱岗敬业

爱岗敬业是社会主义职业道德最基本的要求。爱岗，就是热爱自己的工作岗位，热爱自己的本职工作。敬业，就是以极度负责的态度对待自己的工作。爱岗敬业的核心要求是严肃认真，一心一意，精益求精，尽职尽责。

二、诚实守信

诚实守信是做人的基本准则，也是社会道德和职业道德的一个基本规范。诚实，就是表里如一，说老实话，办老实事，做老实人。守信，就是信守诺言，讲信誉，重信用，忠实履行自己应承担的义务。诚实守信是各行各业的行为准则，也是做人做事的基本准则。

三、办事公道

办事公道是指对于人和事的一种态度，也是千百年来人们所称道的职业道德。它要求从业者待人处世要公正、公平。

四、服务群众

服务群众就是指为人民群众服务，是社会全体从业者通过互相服务，促进社会发展，从而实现共同幸福。服务群众是一种现实的生活方式，也是职业道德要求的基本内容之一。

五、奉献社会

奉献社会是积极自觉地为社会做贡献，这是社会主义职业道德的本质特征。奉献社会自始至终体现在爱岗敬业、诚实守信、办事公道和服务群众的要求之中。

学习单元 2　职 业 守 则

老年人能力评估师职业守则包括：恪守独立，客观公正；遵纪守法，诚实守信；科学严谨，专业规范；善待老年人，理解尊重；热情服务，勤勉尽责；以人为本，保护隐私。

一、恪守独立，客观公正

老年人能力评估师应遵守职业道德，客观公正地对老年人进行评估，保证评估资料的真实性、有效性和可靠性。老年人能力评估师不得在性别、年龄、职业、民族、国籍、宗教信仰、价值观等方面歧视个体或群体服务对象。

二、遵纪守法，诚实守信

老年人能力评估师应遵守评估流程，在评估前应先表明自己身份，向老年人及其担保人详细说明评估的目的与程序，并征得老年人同意，做到不欺瞒和不隐藏重要信息。

三、科学严谨，专业规范

老年人能力评估师需规范着装，佩戴有身份标识的证件。老年人能力评估师的评估过程应符合相关评估标准和操作规范。在对个体或群体服务对象进行健康评估工作时，老年人能力评估师应与个体或群体服务对象对工作的重点进行讨论并达成一致意见，必要时（如采用某些干预措施时）应与个体或群体服务对象签订书面协议。

四、善待老年人，理解尊重

对待老年人应态度和蔼，使用礼貌用语，使用老年人可以理解的或通俗易懂的语言与其沟通。老年人能力评估师应让个体或群体服务对象了解健康评估工作的性质、特点以及其自身的权利和义务。

五、热情服务，勤勉尽责

老年人能力评估师应随时解释和回答老年人的疑问，尽心尽力为老年人完成评估，为老年人制订个性化的康复和护理计划，并根据老年人的需求和能力进行调整和更新。

六、以人为本，保护隐私

老年人能力评估师应及时告知老年人及其担保人评估结果，并说明该结果将作为制订照顾计划的依据，对老年人或其担保人以外的其他人应做到保密，不泄露个人隐私。

培训课程 ③

老年人能力评估师的工作要求

学习单元1　老年人能力评估师各技能等级工作要求

一、三级／高级工老年人能力评估师

三级／高级工老年人能力评估师通常需要具备评估准备、信息采集、能力评估、等级评定、环境评估、需求评估、健康教育等职业能力，在不同阶段需要运用不同的知识完成相关工作内容。在评估准备过程中需要老年人能力评估师核对相关信息，完成资料、工具、环境准备等内容前期工作，推进评估进展；信息采集时要做到全面、不遗漏，并正确管理信息；对老年人进行能力评估时需应用老年人评估相关知识，根据相关量表与指标进行全方位能力评估；进行老年人评估等级评定时要客观规范地填写相关报告；对老年人周围环境以及需求进行判断评估；对老年人及其照护者进行健康教育，确保老年人身心健康。

二、老年人能力评估师二级／技师

除具备三级／高级工老年人能力评估师通常需要具备的职业能力外，二级／技师还需要针对老年人能力评估结果，判断老年人能力维护与康复的潜力，并提出相关康复建议；能对三级／高级工工作进行培训与指导，督导三级／高级工开展工作；对老年人家属和照护人员进行老年人相关知识培训。

三、老年人能力评估师一级／高级技师

除具备老年人能力评估师二级／技师通常需要具备的职业能力外，一级／高级技师还需要掌握评估管理相关技能；能够组织实施质量管理计划、运用相关平台或方法进行数据管理，制定评估过程意外事件应急预案并应急处置相关事件；能够对二级技师、三级／高级工工作进行培训与指导，督导二级／技师、三级／高级工开展工作；能够进行专业研究，分析老龄事业发展趋势，撰写老年人能力评估科普文章。

学习单元 2　现阶段老年人能力评估师在社会领域中的职业发展

老年人能力评估师职业发展迅猛，2013 年，民政部颁布了《老年人能力评估》行业标准并下发了《民政部关于推进养老服务评估工作的指导意见》（民发〔2013〕127 号），统一规范了全国养老服务评估制度。2014 年，民政部启动了老年人能力评估的相关试点工作。如今，老年人能力评估师已具备较高的职业水平，通过面对面与老年人交流，并使用一些测量评估的工具收集数据，进而通过信息化的工具产生评估报告。

目前，各地对老年人能力评估工作的重视程度不同，经济发达地区较早开始重视老年人能力评估工作。老年人能力评估师从业者中女性占绝大多数，同时，年轻的老年人能力评估师占比很大，并且有越来越多的年轻人愿意加入这个行业，用科学的视角看待养老服务工作。老年人能力评估师从业者中约 30%以上来自护理专业，并且较多老年人能力评估师选择在养老机构就职，也有选择在第三方养老服务评估中心就职。大多数情况下，政府需要通过购买服务的方式来委托第三方养老服务评估中心开展一些评估和监管工作。

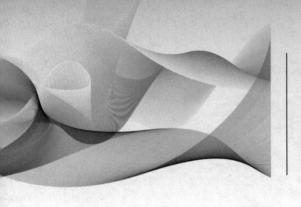

职业模块 ② 老年人能力评估 基础知识

培训课程 ① 老年人能力评估的必要性

学习单元 1 老年人能力评估与老年综合评估的关系

一、老年综合评估的概念

老年综合评估（comprehensive geriatric assessment，CGA）是多学科团队通过全面收集老年人的躯体、功能、心理和社会状况信息，及时发现老年人疾病多重用药或者受损的功能状态，制订并实施以维护和改善老年人健康和功能状态为目的的治疗计划，是延缓失能、实现健康老龄化的重要工具，是现代老年医学模式中重要的基本概念和必不可少的工具。与一般的专科评估相比，老年综合评估的主要内容为筛查影响老年人疾病预后和增加死亡率的老年综合征，评估过程需由老年多学科团队成员参与，以改善并维持老年人内在能力为最终目的。

二、老年综合评估的内容

老年综合评估的核心内容包括一般医学评估，躯体功能评估，精神、心理评估，社会经济学评估，生存环境评估等方面。它适用于老年急性医疗单元（acute care of the elderly units，ACEU）、老年医学评估和管理单元（geriatric evaluation and management units，GEMU）、老年康复单元（geriatric rehabilitation units，GRU）、院内会诊、转诊医疗、老年医学科门诊、居家照护等多种模式。

老年综合评估是一个动态监测、随访和干预的连续过程。针对一次评估和干预来说，鉴于老年综合评估涉及的内容繁多，为保证全面和有效地实施，首先，可进行问题或量表式筛查，由老年人自评问卷或医务人员进行简单筛查。然后，由专科医生或经过培训的专业人员对筛查发现的问题进行进一步评估。最后，对发现的问题进行针对性干预，由老年医学团队成员完成评估和干预、随访。

三、老年人能力评估是老年综合评估的主要组成部分

老年综合评估包括一般医学评估、躯体功能评估、躯体感觉评估、精神心理评估、社会参与功能评估、老年综合征和老年照护问题的评估。老年人能力评估是老年综合评估的一部分，在躯体功能评估方面主要是基本日常生活活动能力的评估，在躯体感觉评估方面主要是对视力和听力的评估，在精神心理评估方面主要是认知功能、抑郁和攻击行为的评估，在社会参与功能评估方面主要是生活能力、工作能力等方面的评估。

老年人能力评估与老年综合评估都是以老年人基本日常生活活动能力评估为核心。通过老年人能力评估可以科学地划分老年人能力等级，推进居家养老服务社会化，确定机构养老需求和照料护理等级，促进老年人健康管理，不仅可以为政府制定养老服务政策提供老年人能力基础数据，也能为政府规划和决策养老服务业发展提供依据。

学习单元 2　老年人能力评估的服务规范

一、服务规范概述

作为一个综合性职业，老年人能力评估师需要多种学科背景知识支撑，如老年人能力评估、老年医学、老年心理学、康复学、社会学、相关法律法规等基础知识，其中老年医学基础知识最为关键。作为一名合格的老年人能力评估师，需要具备一定的观察能力、分析能力、理解能力、计算能力以及信息与数据处理能力，同时具有较强的语言表达与沟通能力以及评价判断能力，行为举止能够符合相关标准和道德规范。除了专业知识和能力，老年人能力评估师还需要具有责任心和爱心，这样才能更好地关爱和服务老年人。同时社会需要发

挥医疗机构、养老机构市场主体作用，加强社会力量参与老年人事业，才能给予老年人更好的帮助与照护。

民政部于 2013 年发布了《老年人能力评估标准》行业标准，以便更好地满足老年人养老服务需求，在此基础上，2022 年市场监管总局和国家标准化管理委员会联合发布并实施了《老年人能力评估规范》（GB/T 42195—2022）；2019 年三部委联合发布《卫生健康委 银保监会 中医药局关于开展老年护理需求评估和规范服务工作的通知》（国卫医发〔2019〕48 号）。两份文件对于老年人能力评估在评估指标、评估结果等方面略有不同，在评估时可根据情况进行选择。

二、评估内容

1. 定义

能力（ability）：个体顺利完成某一活动所必需的主观条件。

日常生活活动（activity of daily living）：个体为独立生活而每天必须反复进行的、最基本的、具有共同性的身体动作群，即完成进食、洗澡、修饰、穿衣、大小便控制、如厕、床椅转移、行走、上下楼梯等日常活动的能力。

精神状态（mental status）：个体在认知功能、行为、情绪等方面的表现。

感知觉与沟通（sensory and communication）：个体在意识水平、视力、听力、沟通交流等方面的能力。

社会参与（social involvement）：个体与周围人群和环境的联系与交流的能力，包括生活能力、工作能力、时间/空间定向、人物定向、社会交往能力。

2. 分类和等级

（1）《老年人能力评估规范》（GB/T 42195—2022）

1）一级指标共 4 个，分别为：自理能力、基础运动能力、精神状态、感知觉与社会参与。见附录表 1。

2）二级指标共 26 个，包括：自理能力 8 个二级指标，基础运动能力 4 个二级指标，精神状态 9 个二级指标，感知觉与社会参与 5 个二级指标。

根据 4 个一级指标的得分将老年人能力划分为 5 个等级：能力完好、能力轻度受损（轻度失能）、能力中度受损（中度失能）、能力重度受损（重度失能）、能力完全丧失（完全失能）。见附录表 2。

（2）《老年人能力评估标准表（试行）》

1）一级指标共3个，分别为：日常生活活动能力、精神状态与社会参与能力、感知觉与沟通能力。

2）二级指标共27个，其中日常生活活动能力包括15个二级指标，精神状态与社会参与能力包括8个二级指标，感知觉与沟通能力包括4个二级指标。

根据3个维度评估的评分情况，将老年人能力评定为4个等级，即完好、轻度受损、中度受损、重度受损。见附录表3。

三、评估实施

1. 评估环境

（1）评估环境应安静、整洁，光线充足、空气清新、温度适宜。

（2）社区老年人集中评估时，应设立等候评估的空间，评估工作在相对独立的评估室内逐一进行，开展评估工作的机构宜设立单独的评估室。

（3）评估室内物品满足评估需要，不应摆放与评估无关的物品。评估室内或室外有连续的台阶和带有扶手的通道，可供评估使用。楼梯、台阶各级踏步应均匀一致、平整、防滑。

2. 评估主体

（1）开展评估工作的机构应为依法登记的企事业单位或社会组织，至少配置5名专职（或兼职）评估人员。

（2）评估人员应具有全日制高中或中专以上学历，具有5年以上从事医疗护理、健康管理、养老服务、老年社会工作等务实经历并具有相关专业背景，理解评估指标内容，掌握评估要求。

（3）应保护评估对象和评估人员的尊严、安全和个人隐私。

3. 评估流程

（1）首次评估应由老年人本人或其他代理人申请，受理申请后，由评估机构采取集中或入户等形式实施评估。

（2）每次评估应有2名评估人员同时在场，至少一人具有医护专业背景。评估时，老年人身体发生不适，或者精神出现问题，应终止评估。

（3）评估人员应通过询问老年人本人或照护者，或者查询相关信息，填写"老年人能力评估基本信息表"。

（4）评估人员按照"老年人能力评估指标和评分表"进行逐项评估，填写每个项目得分，确定一级指标得分和老年人能力评估总得分。

（5）评估人员根据 4 个一级指标的得分，确定老年人能力等级，填写老年人能力评估报告，经 2 名评估人员确认并签字，同时请信息提供者签字。

（6）形成老年人能力评估报告后，评估结果应告知申请人。老年人能力评估应为动态评估，在首次评估后，若无特殊变化，至少每 12 个月评估一次，程序与首次评估相同。若老年人出现特殊情况导致能力发生变化时，宜申请及时评估。

四、评估结果

1.《老年人能力评估规范》（GB/T 42195—2022）

（1）指标得分

自理能力包括 8 个二级指标的评定，将其得分相加得到分量表总分；基础运动能力包括 4 个二级指标的评定，将其得分相加得到分量表总分；精神状态包括 9 个二级指标的评定，将其得分相加得到分量表总分；感知觉与社会参与包括 5 个二级指标的评定，将其得分相加得到分量表总分。将上述 4 个分量表得分相加得到老年人能力评估的总得分。

（2）老年人能力等级划分

综合自理能力、基础运动能力、精神状态、感知觉与社会参与 4 个一级指标的总分，进行能力分级，将老年人能力划分为 5 个等级。

2.《老年人能力评估标准表（试行）》

（1）指标得分

日常生活活动能力通过对 15 个二级指标的评定，将其得分相加得到总分；精神状态与社会参与能力通过对 8 个二级指标的评定，将其得分相加得到总分；感知觉与沟通能力通过对 4 个二级指标的评定，将其得分相加得到总分。

（2）老年人能力等级划分

先通过日常生活活动能力得分确定区间，再分别结合精神状态与社会参与能力以及感知觉与沟通能力得分情况，最后确定老年人能力等级，以最严重的老年人能力等级为准。

五、老年人能力评估师国家职业标准与老年人能力评估标准的关系

老年人能力评估师国家职业标准能够规范老年人能力评估师的从业行为，同时引导职业教育的培训方向，为老年人能力评估师的职业技能等级认定提供依据。老年人能力评估师需要对老年人进行定期评估，老年人能力评估的相关标准以及量表是必不可少的工具。通过沟通谈话、情景模拟等多种方式，老年人能力评估师可以依据标准和量表要求得到评估结果，最终确认老年人的能力等级，为老年人提供更好的帮助和照护。

培训课程 2

老年人能力评估主要内容和量表选择

学习单元1　老年人能力评估的内容

老年人能力评估的内容可分为以下几个方面：日常生活活动能力评估、认知功能和精神状态评估、感知觉与沟通评估、社会参与能力评估。

一、日常生活活动能力评估

日常生活活动能力的评估包括基本日常生活活动能力（basic activity of daily living，BADL）和工具性日常生活活动能力（instrumental activity of daily living，IADL），主要用于评定老年人进食、洗澡、修饰、穿衣、如厕、大（小）便控制、床椅转移、平地行走、上下楼梯等能力。

二、认知功能和精神状态评估

认知功能和精神状态评估包括认知功能、谵妄、焦虑、抑郁等评估。主要用于评定老年人攻击倾向和攻击性风险、抑郁症状、妄想、恐惧、焦虑、抑郁及负性情绪和精神状态能力。

三、感知觉与沟通评估

感知觉评估包括视力评估、听力评估。主要是通过应用测量工具、量表、问卷、交流等方式评定老年人神志清醒程度、意识水平、视力状况、感知声音信息能力及沟通交流能力。

四、社会参与能力评估

社会参与能力评估主要是通过分析老年人生活自理状况评定老年人生活能力、老年人对熟练工作或技能的保留程度、工作能力，通过测试老年人时间观念和地址名称、方位的掌握程度评定老年人时间和空间定向能力，通过分析老年人家庭成员和周围人的辨识程度评定老年人人物定向能力，通过分析老年人人际感受和适应社会环境的程度评定老年人社会交往能力。

学习单元2　老年人能力评估的量表

一、老年人能力评估量表

1.《老年人能力评估规范》（GB/T 42195—2022）

《老年人能力评估规范》（GB/T 42195—2022）包括三个主要部分：一是老年人能力评估基本信息表，了解老年人的一般状况；二是老年人能力评估表，包括26个二级指标的逐项评估；三是老年人能力评估报告。见附录表4、表5。

2.《老年人能力评估标准表（试行）》

《卫生健康委　银保监会　中医药局关于开展老年护理需求评估和规范服务工作的通知》（国卫医发〔2019〕48号）中提出的《老年人能力评估标准表（试行）》，主要根据老年人日常生活活动能力、精神状态与社会参与能力、感知觉与沟通能力3个维度评估的评分情况，将老年人能力评定为4个等级，即完好、轻度受损、中度受损、重度受损（见附录表6、表7、表8），该量表涵盖了能力评估的主要内容，结果判定较为方便，但是量表本身没有关于老年人基本信息、一般状况内容及评估报告模板，在应用时还需准备知情同意书、基本信息登记表（包括评估对象的姓名、性别、年龄、评估原因、民族、宗教信仰、文化程度、工作性质、婚姻状况、经济来源等信息）以及正式评估报告。

二、老年人能力评估量表的应用与选择

根据老年人能力评估的需求，在上述评估量表基础上，为进一步评估某项功能水平，可针对性选择相关量表补充评估，具体如下。

1. 躯体功能状态评估

（1）基础性日常生活活动能力评估

基础性日常生活活动能力（BADL）表示维持老年人基本生活所需要的自我照顾能力，包括：洗澡、穿衣、如厕、控制大（小）便、修饰、进食、平地步行、上下楼梯和转移。目前，用于 BADL 的常用评估工具主要包括巴塞尔指数（Barthal index）和卡茨指数（Katz index）两种。巴塞尔指数主要针对慢性病患者的日常生活能力进行评定，评定方法简单，可信度及灵敏度高，而且可以用于预测治疗效果、住院时间和预后，因此被广泛应用。见附录表 9。

（2）工具性日常生活活动能力评估

工具性日常生活活动能力（IADL）指的是老年人完成家庭基本活动的能力，包括：购物、外出活动、打电话、做家务、烹调、洗衣服、服用药物、处理财务 8 项内容，可用劳顿（Lawton）量表测定。见附录表 10。

（3）平衡与步态的评估

常用的初筛量表有计时起立—行走测试（the timed up-and-go test，TUGT，用于了解老年人的移动能力和步态）和 5 次起坐试验（five-times sit-to-stand test，用于了解下肢肌力），但临床应用更广泛、信效度更高、可更好评定受试者平衡功能的是蒂内蒂量表（Tinetti balance and gait analysis），该量表包括平衡与步态两部分。见附录表 11。

（4）跌倒风险评估

莫尔斯（Morse）跌倒评估量表是专门用于评估老年人跌倒风险的量表，具有明确的有效性和可靠性，是公认的专为住院患者跌倒风险而设计的标准评估工具。见附录表 12。

2. 认知功能和精神状态评估

认知障碍包括轻度认知功能障碍和痴呆。目前对认知的筛查主要通过痴呆简易认知评价、蒙特利尔认知功能评定、简易精神状态检查量表等进行评估。

（1）痴呆简易认知评价

痴呆简易认知评价（mini-cognitive assessment for dementia，mini-cog）是近年来被证实为痴呆筛查的有效工具。先让受试者仔细听和记住 3 个不相关的名词，然后再做画钟试验（clock drawing test，CDT），然后再复述 3 个名词，进行计分。画钟试验主要用于检测组织能力和视觉空间能力。痴呆简易认知评价与简易智能状态测验相比，对非英语和高中以下学历人群具有很高的敏感度和特异度。见附录表 13。

（2）蒙特利尔认知功能评定

蒙特利尔认知功能评定（MoCA）是由加拿大纳斯尔丁（Nasreddine）等根据临床经验并参考简易精神状态检查的认知项目和评分而制定的，是对轻度认知功能异常进行快速筛查的评定工具。它包括注意与集中、执行功能、记忆、语言、视结构功能、抽象思维、计算和定向力 8 个认知领域的 11 个项目，总分30 分。与 MMSE 相比，MoCA 更加强调了对执行功能和注意力方面的认知功能评估，MoCA 的优点在于其涉及的认知域广、操作性强、对轻度认知障碍的特异性和敏感性均较高。对于 MMSE 评分正常的患者，应用 MoCA 进行评价后会发现半数存在轻度认知障碍。见附录表 14。

（3）简易精神状态检查量表

简易精神状态检查量表（mini-mental state examination，MMSE）由福尔斯坦（Folstein）于 1975 年编制完成，是目前影响力与普及度较高的认知筛查量表，具有效度和信度良好、完成时间短、容易开展等优点，特别适用于老年人群。该量表包括时间与地点定向、语言（复述、命名、理解指令）计算、即刻与短时听觉词语记忆、结构模仿等题目，总分 30 分，主要对定向力、记忆力、注意力和计算力、回忆能力、语言能力等功能进行简单的评定。MMSE 检查没有时间限制，对受试者感到困难的项目，要避免给予过多的压力，对受试者的成功要进行表扬，建立友善的关系，使患者感到舒适。见附录表 15。

（4）认知障碍自我评估表

认知障碍自我评估表（Alzheimer's disease 8，AD8）是美国华盛顿大学于2005 年开发的问卷，通过 8 个问题快速检查老年人失智症发生的可能性，最高得分为 8 分，分数越高，认知功能越差。见附录表 16。

（5）临床痴呆评定量表

临床痴呆评定量表（clinical dementia rating，CDR）最初由美国休斯（Hughes）等于 1982 年制定，1993 年修订。该量表是关于痴呆临床严重程度的评分，包含记忆力、定向力、判断和解决问题的能力、社会事务、家庭生活和业余爱好、个人照料 6 个项目，其中记忆力是主要评分项目，按照总分分为健康、可疑痴呆、轻度痴呆、中度痴呆、重度痴呆 5 个级别。见附录表 17。

（6）长谷川痴呆量表

长谷川痴呆量表（Hasegawa dementia scale，HDS）由日本的长谷川（Hasegawa）于 1974 年编制，后经修订被作为改良长谷川痴呆量表，属于简易临床智力量表，测评项目共 13 个，包含常识、识记、记忆、计算和定向五大方面，总分 32.5 分，低于 30.5 分被认为存在智力问题，但该表不适合早期痴呆的筛查。见附录表 18。

（7）认知功能成套测验

洛文斯坦认知评价量表（Loeweistein occupational therapy cognitive assessment，LOTCA）由以色列希伯来大学和洛文斯坦康复医院的专家们联合研究提出，最初用于脑损伤患者的认知功能评价，之后逐渐扩展应用到具有认知障碍的脑病患者，该量表包含定向、视知觉、空间知觉、动作运用、视运动组织时间、思维操作，具有较好的信度和效度检验。见附录表 19。

此外，香港大学临床心理研究所和安徽医科大学认知神经实验室结合国内外已有的测验，联合编制了神经心理学成套测验。

（8）老年抑郁评估量表

老年抑郁量表（geriatric depression scale，GDS）是专用于老年人的抑郁筛查量表，包括情绪低落、行为活动减少、情绪易激惹、退缩痛苦、消极评价、思维及认知功能等方面，评分简单，具有较好的信效度。见附录表 20。

（9）谵妄评估

根据美国精神病协会指南谵妄评估建议采用意识模糊评估法（confusion assessment method，CAM），该方法简洁、有效，诊断敏感度和特异度均较高。见附录表 21。

（10）焦虑评估

焦虑自评量表（self-rating anxiety scale，SAS）可用于评估有焦虑症状的成年人，目前尚无专用于筛查老年人焦虑的自评量表。见附录表 22。

3. 感知觉和沟通评估

（1）感知觉评估

人对客观事物的认识是从感觉开始的，它是最简单的认识形式。通常将感觉分为一般感觉和特殊感觉。一般感觉包括浅感觉（轻触觉、痛觉、压觉、温度觉）、深感觉（位置觉、运动觉、振动觉）和复合感觉（皮肤定位觉、两点辨别觉、实体辨别觉、体表图形觉）。常用的评估工具有叩诊锤、棉签、回形针、压舌板、音叉、硬币、钥匙、笔、分别盛有冷水和热水的试管等。

知觉障碍的评估包括失认症（视觉失认、听觉失认、触觉失认）、失用症（运动性失用症、结构性失用症、意念运动性失用症、意念性失用症、穿衣失用症）。

（2）视力障碍评估

视力障碍评估可使用斯奈伦（Snellen）视力表，也可用简便筛检方法进行检查，通过被评估者阅读床边的报纸标题和文字进行简单的初评。

（3）记忆评估

记忆包括瞬时记忆、短时记忆、长时记忆等，其评估方法包括图形、言语、视觉和听觉等。其中瞬间记忆评定常使用数字广度测验、词语复述测验、视觉图形记忆；短时记忆的评定内容同瞬时记忆检查，但是在呈现检查内容后停顿30 s再要求患者回忆检查的内容；长时记忆包括情节记忆和词语记忆。目前常用的记忆评估量表有修订韦氏记忆量表（Wechesler memory scale，WMS）、里弗米德（Rivermead）行为记忆量表等。见附录表23、表24。

（4）注意障碍的评估

注意是心理活动对一定事物的指向和集中。注意本身不是一个独立的心理过程，它是伴随着感知、记忆、思维、想象等心理活动的一种心理状态。评估内容包括：视跟踪辨认测试（包括视跟踪、形态辨认、划消字母测试）、数或词的辨别注意测试（包括听认字母测试、背诵数字、辨认词）、听跟踪、辨认声等内容。

（5）执行功能的评定

执行功能是人们成功从事独立的、有目的的、自我负责的行为的能力。它包括目标形成、策划过程（具有抽象思维性质）、完成目标导向的计划和有效操作。常用的执行功能测验包括范畴测验（category test）、认知估计测验（cognitive-estimation test）、图案流畅性测验（design fluency test）（画出尽可能多的不同形状）、拉夫（Ruff）图形流畅性测验（Ruff figural fluency test，RFFT）、威斯康星（Wisconsin）卡片分类测验（Wisconsin card sorting test，WCST）、迷宫测验、瑞文推理测验（Raven progressive matrices，RPM）、斯特鲁普（Stroop）色词测验（Stroop color word test，SCWT）、连线测验（trail-making test，TMT）、韦氏智力测验的部分测验（如相似性测验、图片排列测验）等。

4. 社会参与能力评估

（1）社会支持评估

社会支持评定量表（social support rating scale，SSRS）由肖水源等于 1987 年编制，该量表有 10 个条目，包括客观支持（3 条）、主观支持（4 条）和对社会支持的利用度（3 条）3 个维度。该量表设计合理，具有较好的信度和效度，能较好地反映个体的社会支持水平，能更好地帮助人们适应社会和环境，提高个体的身心健康水平，能较好地反映个体的社会支持水平。通过该量表可以了解个体的社会支持水平，能更好地帮助人们适应社会和环境，提高个体的身心健康水平。见附录表 25。

（2）社会关系评估

常用的社会关系评估量表有社会网络量表（Lubben social network scale，LSNS），通过评估可以了解评估对象的社会关系网的安全程度和家庭社会支持程度。见附录表 26。

三、老年人能力评估量表的选择原则

1. 根据老年人及照护机构需求，结合评估地点、时间等因素，选择适合的量表进行评估，并非越多越好。

2. 遵循个体差异，根据老年人自身的配合程度选择适合的量表进行评估，不强求完成。

3. 动态评估，根据老年人的实际情况动态选择相关量表进行评估。

4. 选用评估量表时要注意量表的信度和效度等，避免出现假性结果或者结果偏差，为后期健康计划的制订造成麻烦。

学习单元 3　老年人能力评估工具应用基础知识

一、老年人能力评估工具

1. 老年人能力评估工具的分类

老年人能力评估工具分为身体基础检测设备和能力评估工具两类。

（1）身体基础检测设备

根据检测项目主要分为生命体征测量设备、营养状况测量工具和其他进行体格检查时使用的物品三部分，如体温计、血压计、听诊器、身高体重秤、轮椅秤、皮尺、一次性压舌板、棉签、手电筒、握力器、视力表等。

（2）能力评估工具

能力评估工具主要包括日常生活活动评估工具、感知觉评估工具、行走/平衡能力测评工具、认知功能测评工具以及老年人能力评估信息化系统。

日常生活活动评估工具如餐具、衣物、马桶、洗手盆、洗漱用品、沐浴花洒、沐浴凳、长柄沐浴刷、护理床、有扶手的椅子、轮椅、有扶手的阶梯；感知觉评估工具如老视镜、放大镜、助听器、报纸或书籍；行走/平衡能力测评工具如步行测量贴纸、椅子、各种类型的拐杖和助行器；认知功能测评工具如适量白纸、笔、图片等。

老年人能力评估信息化系统主要是由客户端、服务器端以及数据库端组成的一种应用软件系统，具有简单便捷、实时性高等优点，能够准确快速地对评估结果进行判定和提交，实现了老年人能力评估的自动化和信息化管理。

在实际评估过程中，也可根据评估对象及评估环境选择一些可替代性工具。上门室内评估时可使用老年人居室内的设备和物品进行评估，如卫生间内的马桶、洗手盆、床、椅子、拐杖、助行器、轮椅等，以及老年人日常生活用品进行日常生活活动能力测评，如餐具、洗漱用品、衣物、老视镜、放大镜等。测试上下楼梯时，可选择住宅内的台阶进行替换。此外还可根据老年人实际情况，准备适老化产品，指导老年人选择使用，如记忆成人勺、助食筷、斜口杯、吸管杯、吸盘碗等。

2. 老年人能力评估工具的使用原则

（1）按物品清单，定期核对评估工具的种类及数量，做好签字和交班。

（2）专人负责，定期对评估工具进行功能维护和安全性能检查，使其处于备用状态。

（3）按消毒要求，及时对使用后的评估工具进行清洁消毒，预防交叉感染。

（4）一次性物品一人一用，使用后应及时补充。

二、老年人能力评估工具的应用

1. 评估前要根据评估项目、场所，准备适合的评估工具，按照身体基础检测设备和能力评估工具的需求，核对相关物品及数量。见附录表 27、表 28。

　　2. 要提前对评估工具进行安全性和功能性检查，熟练掌握每种工具的使用方法。

　　3. 使用工具时要规范，动作要轻柔，使用完毕后，应整理工具并进行消毒，待下次使用。

培训课程 ③

老年人能力评估的实施

学习单元1　老年人能力评估的原则及准备工作

一、老年人能力评估的原则

老年人能力评估应遵循尊重、客观、以人为本的原则。

1. 尊重原则

以老年人为中心，尊重老年人权益。

2. 客观原则

老年人能力评估师应客观、真实、准确地进行评估。

3. 以人为本原则

遵循以人为本的动态评估原则，评估包括接受服务前的初始评估、接受服务后的常规评估、状况发生变化时的即时评估、因评估结果有疑问时的复核评估。

二、老年人能力评估的准备工作

老年人能力评估师在进行能力评估前需要进行资料、工具、环境的准备工作。

1. 资料准备

资料准备主要是指收集评估相关资料并准确核对老年人的相关信息，根据需求准备相应的评估量表。评估相关资料包括老年人个人基本信息、基础疾病情况、既往就医及体检资料等，同时要通过核对其身份证件确保资料的真实性、准确性。评估量表可根据评估目的及需求进行选择。

2. 工具准备

工具准备主要是指准备需要的身体基础检测设备和能力评估工具。可以根据评估顺序进行逐项核对，包括数量是否准确、功能是否完好、消毒是否彻底，并要熟练掌握其使用方法。如果需要使用评估信息化系统，需要在评估前调试好设备。上门评估时也可选择老年人居室内的一些设备和物品作为替代性工具进行评估，但需要提前与对方进行沟通和确认。

3. 环境准备

环境准备是为确保评估安全、完整、有效地完成，对评估场所的自然环境、功能分区、设施摆放、标识标语等方面的准备工作。

根据具体的情况可选择在老年综合评估室、老年人的家中、养老机构等场所进行评估，但评估场所都需要符合以下基本条件。

（1）评估场所应安静、宽敞、明亮、温度适宜、整洁有序。

（2）房间装饰应为暖色调，减少不良的视觉刺激，以缓解老年人的焦虑和不安情绪。

（3）评估室应分区清晰，物品设备齐全、性能良好；居家或在养老机构进行评估时应提前布置房间，清理现场，准备并有序摆放评估相关工具。

（4）评估场所应去除日历、钟表等具有提示性的物品。

学习单元 2　老年人能力评估的实施、方法与技巧

一、老年人能力评估的实施

1. 评估工作的组织模式及流程

（1）评估对象

年满 60 周岁及以上的老年人。

（2）申请

按照当地政策文件的要求，可由具有养老服务需求的老年人本人或其代理人通过现场或网络的形式向相关渠道提出申请。

（3）受理和委托

受理渠道在收到评估对象的申请后，对评估对象进行初评，根据初评情况及时报送相关政府部门，由政府部门委托第三方评估机构，组织开展老年人能力评估工作。

（4）现场评估

第三方评估机构受相关部门委托，按照当地政策文件要求，自申请正式受理日起在规定时间内完成评估工作，由评估主体采取集中或入户等形式实施评估，一般由2名老年人能力评估师到现场开展评估工作。

（5）结果告知

第三方评估机构将评估结果反馈至相关政府部门，由政府部门统一协调安排社区（村）等受理渠道将评估结果予以公示，并告知申请人或其法定代理人，公示期一般不少于7天。

（6）复核

评估结束后，若评估对象或其法定代理人对评估结果有异议的，在收到评估结果之日起规定时间内向原申请评估的受理渠道提出复核申请，受理渠道在收到申请后及时报送至政府部门，由政府部门委托第三方评估机构及时开展复核工作，并将评估结果反馈至受理渠道，由受理渠道负责通知申请人或其法定代理人复核结果。

2. 评估的基本方法

（1）观察法

通过观察老年人对应评估表中相关行为动作完成的真实情况以及老年人的真实反应、相关行为、生活环境和条件等来收集相关的信息。

（2）询问法

结合评估表中的内容，询问老年人本人、家属或其照护者相关信息。

（3）测试法

借助评估仪器、生活用品、试验、量表等方法来收集评估数据，如通过使用血压计采集老年人的血压，通过步行试验来测试老年人的行走能力等，通过相关评估量表了解老年人的相关能力水平。

（4）资料查阅法

通过查找老年人的相关临床检查报告、由正规医疗机构出具的病历报告等资料了解老年人的健康状况。

二、老年人能力评估的技巧

1. 沟通概述

沟通是人与人之间传递信息，交流情感的过程，是为一个目标（目的、任务），将信息、思想和情感在个人或群体间传递，理解他人并为他人所理解，以达成共识的行为。

2. 与老年人沟通的技巧

（1）准备充分

在与老年人沟通之前，可以先通过其他途径提前了解老年人的一些基本情况，如老年人的居住条件、性格特征、心理特征、生理特征等，这有助于在沟通过程中更好地与老年人进行交谈。如提前了解老年人的兴趣爱好，便于沟通时找到老年人感兴趣的话题，建立基本的信任关系。老年人能力评估师应注意衣着打扮，提前佩戴好工作牌，穿好工作服，在评估之前向老年人介绍本次评估的目的、内容和所需时间等。

（2）言语恰当

与老年人沟通时应语言简练、音调适中，使用标准规范的语言，让老年人能够正确接受，并要使用尊称，如爷爷、奶奶、叔叔、阿姨、大爷、大妈、伯父等。应注意语言的规范性和逻辑性，避免说话内容缺乏组织，令人难以理解；避免使用与老年人知识水平不符的专有名词，推荐使用直接、简单的句子。适当使用安慰性、鼓励性、积极暗示性语言，充分展示对老年人的尊重、同情、耐心和关怀。把评估当成聊天，营造轻松的氛围。

（3）善于倾听

倾听是建立良好访谈关系最简单也最有效的方法。耐心倾听老年人及其家属的叙述，使老年人通过交流的方式把自己的苦闷倾诉出来，对老年人及其家属的提问要耐心解释，然后安慰疏导老年人。倾听时注意所讲内容，不要轻易打断或急于概括，也不要一边听一边做其他事情，没有听明白的内容要询问清楚。倾听时注意老年人的表情、眼神、姿势、说话与交流方式、对沟通的感受、对疾病的认识程度和对交流的期望值。要注意体会老年人的心理状态、言语中的潜台词，从中发现可能存在的症状线索，以及可能产生的心理、社会因素，辨别其真实意图。倾听过程中可以辅有恰当的言语动作反馈或用面部表情、目光接触、身体姿势，如点头等姿态，表示自己在倾听，鼓励其继续述说。如果老年人说话太啰唆，离题太远时，可委婉地加以引导，尤其提倡共情式地反馈。

（4）引导沟通

开场白的好坏是沟通成功与否的关键，特别是面对少言寡语的老年人时，要以微笑、和蔼、赞美、关心的态度打开局面。当老年人交流的内容偏离主题时，勿急于转移话题，要学会委婉地转变话题，引导老年人将话题回归到主题上。

（5）把握沟通的节奏和时间

随着身体机能的下降，老年人的反应速度往往随之下降。在与老年人沟通时，要注意控制语速，节奏不要过快。沟通时，应选择合适的时间段，不要在老年人吃饭、休息时进行沟通。每次沟通的时间不宜过长，以防老年人身体劳累而引起不适。对于有听力障碍的老年人，可以适当放大说话音量，或靠近老年人耳边说。

（6）善用非语言沟通

在与老年人沟通时，配合使用肢体语言、面部表情，则所要传递的信息将会更加准确，能让老年人感到被尊重、被重视，让老年人产生亲切感和安全感，能拉近心灵的距离。同时，也可通过老年人的面部表情了解其相关情况。

（7）与评估对象的家属和照护者交流，了解其家庭背景

通过与评估对象的家属和照护者交流，了解其家庭背景，如是否为空巢家庭、婚姻、经济状况、个人文化、素质如何，是否患有慢性病，其子女状况如何等，这对于收集信息会起到很好的作用，更有利于评估工作的顺利开展。

3. 与老年人沟通的注意事项

（1）尊重

尊重老年人，多给予老年人鼓励和支持，增强其自爱和自尊心，提升其自我形象。对老年人的言行多给予肯定，对他们的意见表示认可和支持，帮助他们一起分析问题产生的原因，寻找解决问题的办法。

（2）耐心

老年人多有一些不愉快的生活经历，在表达时可能会有些唠叨，老年人能力评估师在评估过程中很容易成为老年人的倾诉对象，老年人可能反复诉说同一件事情，这也意味着这件事情对老年人的重要性，老年人能力评估师在面对这样的情况时需耐心倾听和处理。

（3）真诚

用真诚的态度与老年人交谈，使其感受到真挚的关心。真诚是沟通的最高境界，沟通过程中不管采用什么技巧，首先应让老年人感受到真诚的态度。比如老年人在倾诉某件事情，并质疑评估工作能否帮助自己解决一些实际问题时，老年人能力评估师不应逃避或搪塞了事，应真诚地为老年人进行解答。

（4）接纳

正视老年人的主观感受，他们对于环境、自身、躯体症状或疾病会有自身的看法和观点，这一看法或观点决定了这一个体将会产生何种情绪反应、生理反应和行为反应。避免命令式、责问式、警告、恐吓或惩罚语气，避免说教式、家长式语调，更不要试图在初次见面就说服老年人或与其争论。不要对老年人的观点进行讥讽或嘲弄，要正面回答老年人的问题，避免逃避或转移话题。避免言语过激，避免刻意改变和压抑对方情绪。通过肯定、支持、鼓励等来实现维护、提升老年人的自尊感，增强老年人面对困难时的自信心和适应力。

学习单元 3　老年人能力评估的结果归纳

一、量表收集

使用量表进行评估时，在完成评估全部项目后，老年人能力评估师要对评估过程中老年人的日常生活活动、精神状态、感知觉与沟通、社会参与 4 个方面的评估量表进行收集、整理，核对基本信息是否完善、准确，评估量表是否完整、字迹清晰、易于辨识，分数合计是否准确。整理完毕后要按类别归档，以便进行结果判定。

二、结果判定

评估完毕后，老年人能力评估师需要根据收集的量表按照各一级指标的分级标准，确定各一级指标的分级，填写在"老年人能力评估报告"中。按照老年人能力等级划分的规定，根据 4 个一级指标的分级以及等级变更信息，确定老年人能力等级，填写在"老年人能力评估报告"中，进行结果的判定及告知工作。

培训课程 **4**

老年人能力评估报告的整理

学习单元 1　评估资料整理归档规范

一、老年人能力评估基本信息的整理

根据评估规范要求，收集评估相关资料并准确核对老年人的相关信息。

1. 个人信息的收集与核对

在老年人或其监护人（代理人）提出能力评估申请后，收集并核对老年人个人基本信息表，如老年人的身份证复印件、医保卡（社保卡）复印件，以及其家属或当事人的身份证复印件和有效的联系方式。收集上述资料时，应逐一核对，确保基本信息的真实性、准确性。

2. 身体健康资料的收集与核对

根据评估规范，要求老年人或其监护人（代理人）如实告知老年人既往病史和现病史，并提供近一年的身体检查报告，包括但不限于体检报告、住院病历资料、门诊病历及检查报告等。

二、老年人能力评估量表的整理

1.《老年人能力评估规范》（GB/T 42195—2022）

（1）收集评估对象 4 项一级指标的评估记录资料，并分类整理。

（2）分别将自理能力、基础运动能力、精神状态、感知觉与社会参与 4 项一级指标进行单项得分的总分计算。

（3）将4项一级指标的得分相加得到老年能力评估的总得分，判定能力等级，填写老年人能力评估报告，签署评估人员姓名，信息提供者姓名及日期。见附录表29。

2. 老年人能力评估标准

（1）收集老年人日常生活活动能力评分表、精神状态与社会参与能力评分表、感知觉与沟通能力评分表，分类整理得分。

（2）根据日常生活活动能力得分确定区间，再分别结合精神状态、社会参与能力、感知觉与沟通能力得分，确定老年人能力等级，以严重的老年人能力等级为准。

3. 常用的能力评估量表

（1）收集用于筛查老年人安全风险的评估量表，如认知功能筛查量表、跌倒风险评估量表、老年人抑郁自评量表、营养风险评估量表、压疮风险评估量表、吞咽障碍评估量表等。

（2）逐项进行计算评分。

（3）分别评估老年人日常生活活动能力、认知能力、精神状态、感知觉和功能及社会参与能力。

学习单元2　评估报告撰写依据及要求

一、评估报告的撰写依据

1.《老年人能力评估规范》（GB/T 42195—2022）

国家市场监督管理总局和国家标准化管理委员会联合发布的《老年人能力评估规范》中，评估报告分为一级指标分级、初步等级得分、老年人能力初步等级、能力等级变更依据、老年人最终能力等级几个方面，在出具评估报告时应逐项进行填写，最后得出最终能力等级，并签署评估者的姓名和评估日期。

2.《老年人能力评估标准（试行）》

国家卫生健康委发布的老年人能力评估标准中依据日常生活活动能力、精神状态与社会参与能力、感知觉与沟通能力的分值，将能力评定为4个等级。根据老年人自身的配合程度、照护者需求，选择性增加躯体功能、精神与心理状态、感知觉与沟通状态、社会参与能力等方面的评估量表。按照各项量表的评分出具综合报告。

3. 老年人能力评估信息系统

采用老年人能力评估信息系统进行评估时，按照操作步骤逐项完成评估内容后，系统会自动出具评估报告。

二、评估报告的撰写要求

1. 评估报告格式要统一、规范。

2. 评估报告要包含评估对象基础信息，各项评估分级及最终评估结果、评估者、评估日期。

3. 评估完毕由 2 名老年人能力评估师、老年人本人或信息提供者在评估报告上共同签字确认。

4. 评估报告及相关资料由机构评估组长进行审核并存档。

学习单元 3　老年人能力评估后的等级评定

一、等级评定的标准

1.《老年人能力评估规范》（GB/T 42195—2022）

（1）收集并整理老年人能力评估 4 项一级指标的评估表，分别填写"自理能力评估表""基础运动能力评估表""精神状态评估表""感知觉与社会参与评估表"。

（2）根据初步等级的得分，判断老年人能力初步等级，若存在特殊情况，如有处于昏迷、诊断为痴呆、近 30 天内发生过 2 次及以上照护风险事件等情况时，可进行相应的能力等级变更。

（3）综合老年人能力初步等级和能力等级变更依据结果，确定最终老年人的能力等级。

2.《老年人能力评估标准表（试行）》

《老年人能力评估标准表（试行）》中根据 3 个维度进行评分，可以评定为 4 个等级，分别是：完好、轻度受损、中度受损、重度受损。

二、评估报告的解读

以《老年人能力评估规范》（GB/T 42195—2022）为例，等级基本可以分为：0 级能力完好、1 级能力轻度受损（轻度失能）、2 级能力中度受损（中度失能）、3 级能力重度受损（重度失能）、4 级能力完全丧失（完全失能），具体分值如下：

0 级能力完好：总分 90；

1 级能力轻度受损（轻度失能）：总分 66~89；

2 级能力中度受损（中度失能）：总分 46~65；

3 级能力重度受损（重度失能）：总分 30~45；

4 级能力完全丧失（完全失能）：总分 0~29。

处于昏迷状态者，直接评定为重度失能；若意识状态改变，需重新进行评估。

有以下情况之一者，在原有能力级别上提高一个级别：（1）确诊为痴呆；（2）有精神科专科医生诊断的其他精神和行为障碍疾病；（3）近 30 天内发生过 2 次及以上照护风险事件（如跌倒、噎食、自杀、走失等）。

培训课程 ⑤

老年人能力评估信息系统的使用

学习单元1　老年人能力评估信息系统基础知识

老年人能力评估信息系统（以下简称系统）是依据《老年人能力评估规范》（GB/T 42195—2022）对老年人的自理能力、基础运动能力、精神状态、感知觉与社会参与4项能力指标进行评估、检测。具备对老年人能力评估的信息录入、查询、管理、上传、统计等多项功能，将评估、采集的老年人能力数据集中存储、统一管理。

系统提供的老年人能力基本数据是政府购买养老服务的基本依据，各级政府财政补贴政策中涵盖的高龄补贴、经济困难老年人护理补贴、养老机构运营补助，都需要老年人能力评估的数据作为基本依据。系统能为政府制定养老服务政策提供老年人能力基础数据，是政府规划和决策养老服务业发展的基础依据，是养老服务业信息化重要工具。

学习单元2　老年人能力评估信息系统的使用方法

一、系统参考设计原则

老年人能力评估信息系统的设计要依据相关养老服务法规政策、制度规章制定，具体包括：国家标准《标准化工作导则　第 1 部分：标准化文件的结构和起草规则》（GB/T 1.1—2020）；公共安全行业标准 GA；《老年人能力评估规范》（GB/T 42195—2022）等。

二、系统框架

系统框架如图 2-1 所示。

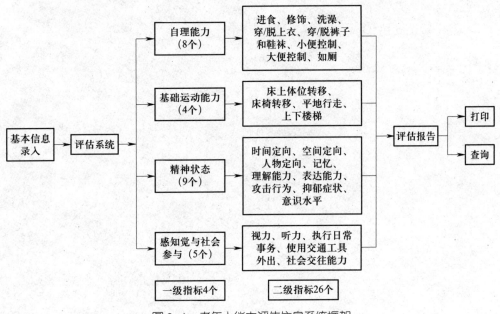

图 2-1　老年人能力评估信息系统框架

三、系统操作介绍

1. 系统首页界面

打开评估信息系统后进入老年人能力评估信息系统首页。

2. 基本概述

详细阐述了评估系统的适用范围、规定术语和定义、评估对象、评估指标、评估实施及评估结果。

3. 基本信息

基本信息填写项涵盖了与老年人关联的所有相关信息，方便日后查询及统计老年人信息。

4. 能力评估

基本信息填写完成保存后，系统开始进行老年人能力评估。操作人员根据老年人状况，在 4 大模块下的 26 项评估指标中做出相应选择，在各项指标评估完成后，系统会自动生成该老年人能力评估报告。

5. 评估报告

系统会将评估报告连同老年人基本信息自动保存在本地数据库中，日后可在综合查询模块中查询到老年人相关信息和报告。

培训课程 **6**

老年人能力评估工作风险管控

学习单元 1　风险管控基础知识

老年人能力评估工作风险是一种职业风险，指在老年人能力评估工作过程中出现不同程度损失的一种可能性，具有一定的发生频率，包括经济风险、技术风险、法律风险、人身安全风险等。

老年人能力评估工作风险的管理依赖于评估质量管理，因此，老年人能力评估风险管理实质上就是老年人能力评估质量管理职能之一。

老年人能力评估风险管理体系是指构成老年人能力评估风险管理的全部要素的有机整体，要在统一体中相互联系、相互作用，共同发挥对老年人能力评估风险的管理作用。

学习单元 2　风险管控的具体实施

一、评估开始前

1. 与委托方达成一致意见，提前与评估对象沟通评估时间、地点，准备好评估用物，按时到达。

2. 老年人能力评估师主动出示证件，说明评估目的和具体方式，以取得评估对象的配合。

3. 检查辅助工具及场所，确保安全无误。

4. 对于存在精神疾病或暴力倾向的评估对象，要考虑自身安全风险，需与委托方充分沟通，并由相关人员陪同前往。

二、评估过程中

1. 保证安全，当场自主完成，不可勉强

无法当场示范评估动作者可根据经验判断，当场示范动作与平时不符时，须在"特殊事项记录单"中详细写明。

2. 评估表单不可任意涂改

评估项目用铅笔标识，出现界限值（两名老年人能力评估师意见不一致）时需要进行复评。

3. 对提供的信息真实性存在异议

需与老年人家属或照护者进行确认，避免当众讨论，必要时在"特殊事项记录单"中注明。

4. 评估过程中发现老年人有跌倒、噎食、走失、自杀风险

告知老年人家属或照护者，加强防范措施，避免意外发生，并在"评估补充说明"中如实备注说明。

5. 如发现老年人评估时处于疾病状态

建议延期评估，要在"特殊事项记录单"中如实备注说明，同时与老年人家属或照护者保持联系，待老年人痊愈后再进行评估。

6. 发现老年人受到虐待、漠视或有急性病症

第一时间通知相关负责单位（如养老机构、社区负责人等），以保证情况能得到及时解决，并在"特殊事项记录单"中备注说明。

7. 集中评估情况处理

不固定类型老年人分开评估，精神疾病老年人单独评估，评估结果不直接告知老年人。

三、评估结束后

1. 确定评估项目完成，确保评估结果无误后，由两名老年人能力评估师、老年人及其家属或照护者签字，不会签字者可按手印。

2. 为每位评估对象拍照，并为照片编码，其应与纸质编码一致，便于复核

及留取资料。

四、询问时的注意事项

1. 评估时注意礼貌得体，声音洪亮，发音清晰，语速适当，使用老年人容易理解的词进行询问，尽量避免使用专业术语及缩略语。

2. 老年人回答缓慢时，不要催促，不强迫、不诱导，要耐心倾听。

3. 避免涉及与评估内容无关的隐私话题，老年人能力评估师要掌握主动权，避免脱离评估话题。

4. 可以根据自己的经验和实际情况，结合肢体语言、文字书写等多种形式循循善诱，营造轻松的评估氛围。

5. 老年人能力评估师可根据实际情况决定评估项目的询问问题的顺序，适时调整，无需严格按照评估表的问题顺序。

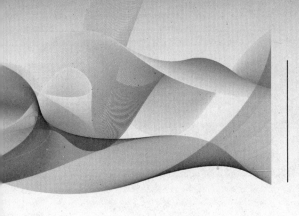

职业模块 ③
老年医学基础知识

培训课程 ① 老年常见病及慢性病基础知识

学习单元 1　高 血 压

一、概述

高血压是一种遗传因素和环境因素交互作用所导致的心血管综合征，按照病因主要分为原发性高血压和继发性高血压。原发性高血压以体循环动脉血压（收缩压和 / 或舒张压）升高为主要临床表现，是导致心脑血管疾病的重要的危险因素，可损伤重要脏器，如心、脑、肾的结构和功能，最终导致这些重要器官的功能衰竭。

二、诊断标准

根据最新的《中国高血压防治指南》，高血压的定义为未使用降压药物的情况下诊室收缩压 ≥ 140 mmHg 和 / 或舒张压 ≥ 90 mmHg。具体见表 3–1。

表 3–1　血压水平分类和定义

分类	收缩压（mmHg）	关系	舒张压（mmHg）
正常血压	<130	和	<85
正常高值血压	130～139	和（或）	85～89
1 级高血压	140～159	和（或）	90～99
2 级高血压	≥ 160	和（或）	≥ 100

三、基本症状和体征

1. 症状

高血压的症状因人而异，大多起病缓慢，早期可能缺乏特殊性临床表现，导致不易被发现。有些仅在体检测量血压时发现血压升高，甚至在发生心、脑、肾等并发症时才被发现。常见症状有头晕、头疼、颈项发紧、疲劳、心悸等。常见诱因有劳累、精神紧张、睡眠障碍。随着病程延长，患者血压明显升高，逐渐会出现其他受累器官的症状，如肢体麻木、注意力不集中、记忆力减退、心悸、胸闷、乏力等。高血压的症状与血压水平有一定的关系。当血压突然升高到一定程度时甚至会出现剧烈头疼、呕吐、心悸、鼻出血等症状，甚至出现意识障碍、抽搐，发生心脑血管急症，危及生命。

2. 体征

高血压的特异性体征不多，一般比较常见的体征有周围血管搏动、血管杂音、心脏杂音等。心脏体征可有主动脉瓣区第二心音亢进、收缩期杂音或偶有收缩早期喀喇音。有些体征常提示继发性高血压存在的可能，如腰部肿块提示嗜铬细胞瘤，向心性肥胖、紫纹、多毛、满月脸提示皮质醇增多症。

四、辅助检查

1. 常规项目

发现老年人血压升高时应同时开展其他基础项目的检查，评估有无伴随其他危险因素。基础项目包括血液生化检查（总胆固醇、低密度脂蛋白胆固醇、高密度脂蛋白胆固醇、空腹血糖、糖化血红蛋白、电解质、尿酸、肌酐、血清同型半胱氨酸）、全血细胞计数（血红蛋白和红细胞比积）、尿液分析（尿蛋白、尿糖）等。

2. 推荐项目

心电图、24 h 动态血压监测、超声心动图、颈动脉血管超声、眼底检查等。

五、简要处理原则

最重要的是调整生活方式，这适用于所有高血压患者。主要包括：减轻体重、减少钠盐与脂肪的摄入、戒烟限酒、适量运动、减轻精神压力、改善睡眠质量、保持心态放松。

降压药物的选择应遵循以下三点原则：从小剂量开始，优先选择长效制剂，联合用药及个体化用药。基础降压药物主要有五类：利尿剂、β 受体阻滞剂、钙通道阻滞剂、血管紧张素转换酶抑制剂和血管紧张素 Ⅱ 受体拮抗剂药物。

学习单元 2　高 脂 血 症

一、概述

高脂血症也称血脂异常，通常指血浆中甘油三酯和（或）总胆固醇升高，同时也包括低密度脂蛋白胆固醇升高和高密度脂蛋白胆固醇降低、载脂蛋白升高等，属于代谢性疾病。它是一类可直接引起一些严重危害人体健康的疾病，如冠状动脉粥样硬化性心脏病、脑血管疾病、胰腺炎等。临床所常见的血脂异常多合并有肥胖、糖尿病、高血压、冠心病等。

二、诊断标准

当符合以下空腹静脉血检查指标 ≥ 1 项，即可诊断为血脂异常。当边缘性升高时，应提醒患者加强监测，同时改变生活方式或就医。具体见表 3-2。

表 3-2　血脂水平分类

项目	测量值	测量值
总胆固醇（mmol/L）	≥ 6.2	≥ 5.2
甘油三酯（mmol/L）	≥ 2.3	≥ 3.4
低密度脂蛋白胆固醇（mmol/L）	≥ 4.1	—
高密度脂蛋白胆固醇（mmol/L）	≤ 1.04	—
结论	血脂异常	边缘性升高

三、基本症状和体征

多数高脂血症的患者并无明显症状和异常体征，进行血液生化检验时才被确诊。主要的临床表现是脂质在真皮内沉积所引起的黄色瘤和脂质在血管内皮沉积所引起的动脉硬化症。黄色瘤在临床上并不常见，动脉硬化症可引起冠心病、脑血管疾病及周围血管病等，出现一系列伴随性疾病的临床表现。高脂血症的脂毒性可导致血糖升高，少数患者可因乳糜微粒栓子阻塞胰腺的毛细血管导致胰腺炎。过多脂质沉积于肝脏及脾脏，患者会出现肝脏、脾脏体积增大的症状。

四、辅助检查

对于就诊的患者常规会进行抽血化验，测定空腹状态下静脉血浆总胆固醇、甘油三酯、低密度脂蛋白胆固醇、高密度脂蛋白胆固醇水平，以确诊有无高脂血症及进行严重程度的分级。对于血脂异常的患者要同时排查血糖、血压、血管动脉硬化情况，明确重要脏器（主要是心脏及脑血管）是否已出现伴随性疾病。

五、简要处理原则

由于低密度脂蛋白固醇水平升高是引起动脉粥样硬化的主要因素，因此临床上把控制低密度脂蛋白胆固醇水平作为高脂血症治疗的首要目标。

血脂干预以生活方式干预为基础，贯穿治疗始终。生活方式的改变包括调节饮食（减少饱和脂肪酸和胆固醇的摄入）、减轻体重、适当增加运动、纠正不良生活方式（戒烟、限酒、低盐饮食）等。

降血脂药物的选择主要有降低胆固醇的药物，即他汀类降脂药，如辛伐他汀、阿托伐他汀等。其他降胆固醇的药物有依折麦布、普罗布考等。主要降低甘油三酯的药物有非诺贝特等。服药期间应监测肝肾功能、心肌酶等。

学习单元 3 缺血性心脏病

一、概述

缺血性心脏病也称为冠状动脉粥样硬化性心脏病，是指冠状动脉粥样硬化使管腔狭窄或阻塞，导致心肌缺血、缺氧而引起的心脏病，简称冠心病。导致心肌缺血、缺氧的病因除冠状动脉粥样硬化以外，还包括炎症（风湿性、梅毒性等）、栓塞、结缔组织病和先天疾病等，由于冠状动脉粥样硬化是其最主要原因，因此临床上常用冠心病一词来称呼此病。冠心病严重影响人类健康和寿命，是最常见的死亡原因。主要的危险因素包括高血压、高血脂、糖尿病、吸烟等。近年来，根据心肌缺血的发生机制、发展速度和预后的不同，临床上将冠心病的临床类型分为慢性稳定型心绞痛和急性冠状动脉综合征两大类，其中，急性冠状动脉综合征又包括不稳定型心绞痛、急性心肌梗死和冠心病性猝死。

二、诊断标准

缺血性心脏病的诊断主要从症状和体征以及结合化验检查、心电图、超声心动、平板运动试验等结果来判定，冠状动脉造影检查是目前公认的诊断金标准检查。

三、基本症状和体征

缺血性心脏病的主要症状是心肌供血不足引发的一系列症状，劳累、情绪激动、饱餐、受凉为常见诱因。患者一般表现为胸骨后或心前区的疼痛，可放射到左臂内侧、肩胛部、下颌部等部位，有压迫感或窒息感，严重者可伴有大汗、恶心、呕吐、呼吸困难、晕厥等症状。

稳定型心绞痛的发作常在 3 ~ 5 min 逐渐消失，通过舌下含服硝酸甘油片也能在几分钟内缓解。通常数天或数星期内发作一次，也可能会在一天内频繁发作。

不稳定型心绞痛持续时间可达 30 min。急性心肌梗死的疼痛发作持续时间更长，程度更重，可达数小时或数天，休息和含服硝酸甘油片多不能缓解，患者常有大汗、恐惧、烦躁不安和濒死感。

疼痛发作时可出现心率增快、血压升高、皮肤出冷汗等体征，听诊可闻及第三或第四心音奔马律。缺血发作时可有心尖部收缩期杂音。

四、辅助检查

缺血性心脏病最基本的检查为心电图检查。时间允许的情况下，应进行 24 h 动态心电图、心脏超声等基础检查。怀疑患者有急性心肌梗死时，需监测肌钙蛋白、心肌酶、D-Ⅱ 聚体、肝肾功能、电解质、BNP 等化验指标，必要时可行心肌核素扫描、冠脉 CT、冠脉造影等检查，用于明确冠状动脉狭窄的程度并制定下一步治疗的方案。

五、简要处理原则

缺血性心脏病治疗的主要目的是预防心肌梗死和猝死，改善预后，延长患者的生存期，减少缺血发作和缓解症状，提高生活质量。

治疗包括口服药物治疗及手术治疗两种方法。常规的用于治疗的药物包括抗血小板药物；降低血脂的他汀类药物，起到稳定斑块的作用；扩张心脏血管、改善心肌供血的硝酸酯类药物；减慢心律、减少心肌耗氧的 β 受体阻滞剂；用以改善心脏重构和改善血管内皮功能的肾素－血管紧张素－醛固酮受体抑制剂等。

手术治疗包括支架植入术和冠状动脉搭桥两种手段：对于病变局限的血管，首选支架植入介入治疗；对于弥漫性三支病变的情况，需要考虑心脏搭桥手术。

学习单元4 糖 尿 病

一、概述

糖尿病是由遗传和环境因素共同作用引起的以高血糖为特征的临床综合征。胰岛素缺乏和胰岛素作用障碍单独或共同引起糖类、脂肪、蛋白质、水和电解质的代谢紊乱。糖尿病的典型临床表现是"三多一少"，即多饮、多尿、多食和体重减少。随着病程的延长，可引起多系统损害，导致眼、肾、神经、心脏、血管等组织器官的慢性进行性病变，是导致心脑血管疾病、截肢、失明、肾功能衰竭、心衰、死亡的重要原因。急性代谢紊乱可引起糖尿病酮症酸中毒、高渗性高血糖状态和乳酸性酸中毒。根据病因学证据将糖尿病分为 4 种类型，即 1 型糖尿病、2 型糖尿病、特殊类型糖尿病和妊娠期糖尿病。针对中老年人群，本书主要讨论 2 型糖尿病。

二、诊断标准

糖代谢状态的分类和糖尿病的诊断标准见表 3-3、表 3-4。

表 3-3 糖代谢状态分类（世界卫生组织 1999 年）

糖代谢状态	静脉血浆葡萄糖（mmol/L）	
	空腹血糖	糖负荷后 2 h 血糖
正常血糖	<6.1	<7.8
空腹血糖受损	≥ 6.1，<7.0	<7.8
糖耐量异常	<7.0	≥ 7.8，<11.1
糖尿病	≥ 7.0	≥ 11.1

表 3-4 糖尿病的诊断标准

诊断标准	静脉血浆葡萄糖或 HbA1c 水平
典型糖尿病症状	—
加上随机血糖	≥ 11.1 mmol/L
或加上空腹血糖	≥ 7.0 mmol/L
或加上 OGTT 2 h 血糖	≥ 11.1 mmol/L
或加上 HbA1c	≥ 6.5%
无糖尿病典型症状者，需改日复查确认	

注：OGTT 为口服葡萄糖耐量试验；HbA1c 为糖化血红蛋白。

典型糖尿病症状包括烦渴多饮、多尿、多食、不明原因的体重下降。随机血糖指不考虑上次用餐时间，一天中任意时间的血糖，不能用它来诊断空腹血糖受损或糖尿量异常。空腹状态指至少 8 h 没有进食。

急性感染、创伤或其他应激情况下可出现暂时性血糖升高，不能以此时的血糖值作为诊断标准，须在应激消除后复查，再确定糖代谢状态。

三、基本症状和体征

糖尿病的典型症状为与高血糖相关的"三多一少"表现以及皮肤感染、乏力、视力变化等。但很多早期的患者并没有任何临床症状和体征，起病隐匿，多通过体检化验时偶然发现，待出现明显"三多一少"症状时，病情往往已经较为严重。很多患者在出现慢性并发症的相关症状和体征时才发现血糖增高。患者大多有家族糖尿病史。在糖尿病发病的早期，有些患者容易出现低血糖表现，即在餐后 3 ~ 5 h，出现心慌、出汗、手抖等低血糖症状。当病情发展至出现并发症时，可出现相应器官受累的表现。糖尿病慢性并发症的表现如下。

1. 微血管并发症

糖尿病视网膜病变：长期血糖增高可引起视网膜病变，致视力下降或失明。

糖尿病肾病：糖尿病可引起肾功能衰竭，致需要肾脏透析和移植治疗。

2. 动脉粥样硬化

高血糖状态容易导致动脉粥样硬化，引起心脑血管疾病和下肢动脉闭塞。

3. 糖尿病神经病变

最常见的糖尿病神经病变是多发性神经炎，导致肢端感觉过敏，引起烧灼样、刺痛、蚁走感、麻木不适和"袜套"样感觉。糖尿病还可引起自主神经功能病变和胃肠功能紊乱。

4. 糖尿病皮肤病变

较常见的有糖尿病大疱、糖尿病皮肤病。

5. 感染

糖尿病还容易引起各种细菌、真菌的感染，如皮肤化脓性感染、膀胱炎、肾盂肾炎、合并结核病等。

6. 其他

足部的伤口不易愈合，易出现感染和糖尿病足。高血糖状态容易导致动脉粥样硬化，引起心脑血管疾病。

四、辅助检查

1. 体格检查

体格检查包括测量身高、体重、腹围、血压、心率等。

2. 实验室检查

实验室检查包括空腹检查、口服葡萄糖耐量试验（包括胰岛素释放试验和C肽释放试验）、糖化血红蛋白检查、尿常规检查。

3. 相关并发症的检查

相关并发症检查包括眼底检查、血管 B 超检查等。

五、简要处理原则

糖尿病的治疗目标：平稳控制血糖，使血糖达标；控制糖尿病症状，防止出现危及生命的急性并发症；预防慢性并发症的发生和进展，提高糖尿病患者的生活质量。

所有的糖尿病患者都应该进行生活方式上的改变，包括饮食控制、适当合理运动、日常血糖监测等。

糖尿病的药物治疗包括口服药物和注射胰岛素，应在医生的指导下根据个人情况选择合适的药物进行治疗。

学习单元 5　高尿酸血症

一、概述

高尿酸血症是嘌呤代谢障碍所致的慢性代谢性疾病，临床上分为原发性和继发性两大类。原发性多由先天性嘌呤代谢异常所致，常伴有肥胖、2型糖尿病，血脂代谢异常、高血压、动脉硬化和冠心病等，临床上称为代谢综合征。继发性多由某些系统疾病或药物所致。有 5% ~ 12% 的高尿酸血症患者最终会发展成痛风，出现反复发作的痛风性关节炎和形成痛风石，严重者可致关节畸形。本病受多种因素影响，与年龄、性别和生活方式有关。

二、诊断标准

高尿酸血症的诊断标准：正常嘌呤饮食状态下，非同日两次空腹血尿酸水平，男性大于 420 μmol/L，女性大于 360 μmol/L，则称为高尿酸血症。

三、基本症状和体征

高尿酸血症多见于中、老年人，男性占 95%，女性多见于绝经期后发病，常有家族遗传史。高尿酸血症患者仅有血尿酸波动性或持续性增高，大部分是在体检的时候发现。从血尿酸增高至关节炎症状出现，可长达数年至数十年。仅有血尿酸增高而不出现症状者，称为无症状性高尿酸血症患者。其他伴随的疾病有肥胖、2型糖尿病、血脂增高、高血压、动脉硬化和糖尿病、冠心病等，有 5% ~ 12% 的高尿酸血症患者会发展成为痛风。

四、辅助检查

1. 实验室检查

需检测正常嘌呤饮食时空腹状态下血尿酸水平；尿液尿酸测定反映肾脏排泄尿酸的情况，区分尿酸排泄减少还是尿酸生成增多，对高尿酸血症患者的临床用药具有指导意义。

2. 影像学检查

X线检查：痛风性关节炎反复发作可引起骨质破坏，关节显影可发现骨质改变。

高分辨率关节超声：可用于评估软骨和软组织尿酸盐结晶沉积滑膜炎症、痛风石及骨侵蚀等。

五、简要处理原则

1. 高尿酸血症的防治目的

控制高尿酸血症，预防尿酸盐沉积；防治高尿酸血症相关的代谢性和心血管危险因素；防止尿酸结石形成和肾功能损害。

2. 高尿酸血症的治疗

改变生活方式是治疗高尿酸血症的核心，包括健康饮食、戒烟戒酒、适量运动、控制体重。饮食应以低嘌呤饮食为主（如改为食用各种谷类制品、水果、蔬菜、牛奶、奶制品、鸡蛋）。严格控制嘌呤含量高的食物（主要包括动物内脏、沙丁鱼、凤尾鱼、肉汤、啤酒、海味、肉类和豆类等）的摄入量。多饮水。

药物治疗可以选择增加尿酸排泄的药物、抑制尿酸合成的药物、促进尿酸分解的药物等，并应根据化验结果在医生指导下选择不同的药物进行治疗。

学习单元6 阿尔茨海默病

一、概述

阿尔茨海默病是老年人常见的神经系统退行性病变。临床特征为隐袭起病、进行性智能衰退，多伴有人格改变。阿尔茨海默病是痴呆最常见的病因，其发病率随年龄增大逐步增高。本病通常为散发性，女性多于男性。阿尔茨海默病的病因迄今不明，有研究发现，与脑内 β 淀粉样蛋白异常沉积有关。本病最主要的危险因素是年龄增长、阳性家族史和载脂蛋白 E 基因型三个方面。85 岁以上老年人群中，20%～50% 患有阿尔茨海默病，一般症状持续进展，病程通常为 5～10 年。

二、诊断标准

临床诊断一般是根据患者详细的病史、临床症状、精神量表检查等来确诊。诊断的准确性为 85%～90%。阿尔茨海默病痴呆可与血管性痴呆共存，如果脑血管病发作叠加于阿尔茨海默病的临床表现和病史之上，可引起智能损害症状的变化，这些病例应做双重诊断。

阿尔茨海默病主要的鉴别诊断，还应该包括神经系统其他功能障碍引起的痴呆，如老年人良性健忘症、抑郁等精神障碍引起的认知功能下降、路易体痴呆等。

三、基本症状和体征

1. 基本症状

阿尔茨海默病起病隐匿，主要表现为持续进行性的智能衰退而无缓解。

疾病早期，症状轻微，典型的首发表现是记忆障碍，早期以近记忆力受损为主，也可伴有远记忆力障碍。患者的语言功能也会逐步受损，早期可出现找词、找名字困难的现象。

疾病中期，症状严重时会出现定向力障碍，无法再继续维持正常生活和工作能力。可出现不同程度的失用，如穿衣吃饭、猜谜语等感到困难，对简单的计算也感到困难。常可以见到情绪波动，具有攻击性、以激惹、挫折感和焦虑等为突出表现。精神症状有时也会比较突出，会出现幻觉错觉，最常见的是自身的视听幻觉。

疾病晚期，可出现判断力、认知力的完全丧失，因而，幻觉和幻想更为常见。最终，患者在个人卫生、吃饭、穿衣和洗漱等各个方面都完全需要他人照料。在此阶段，患者常常还会出现帕金森病样表现。

2. 体征

在病程早、中期，神经系统查体一般无阳性体征，但部分患者可出现病理征，到病程晚期则逐渐出现锥体系和锥体外系的体征，最终可呈强直性或屈曲性四肢瘫痪。

四、辅助检查

1. 影像学检查

头颅 CT 在早期只是排除其他潜在颅内病变的重要手段。头颅核磁可以测量脑组织体积情况，如海马萎缩是本病重要的早期征象。此外，也可以见到脑室增大、脑沟增宽等脑萎缩征象。

2. 神经心理检查

神经心理检查常用的量表有简易精神状态量表、韦氏成人智力量表及其他痴呆评定量表。对主要的认知领域进行评价，包括注意力、定向力、语言力、记忆力、空间构造力、操作能力及执行功能。

3. 其他检查

其他检查有脑电图检查、脑积液检查等。

五、简要处理原则

目前尚无特效治疗方法可以逆转或阻止阿尔茨海默病的病情进展，早期在支持对症等综合性治疗策略基础上，进行针对病因的干预治疗，对延缓患者日常生活能力的迅速减退有重要作用。

1. 一般支持治疗

一般支持治疗包括给予扩张血管、改善脑血液供应、营养神经、抗氧化等治疗。

2. 心理社会治疗

鼓励早期患者参加各种社会活动和日常生活活动，尽量维持其生活自理能力。

3. 药物治疗

根据临床医生指导用药。

学习单元 7　肿　　瘤

一、概述

肿瘤是机体细胞在各种始动与促进因素作用下产生的增生与异常分化所形成的组织。肿瘤的生长不受正常机体的生理调节，而是破坏正常的组织与器官。根据肿瘤的生物学行为可分为良性肿瘤、恶性肿瘤和交界性肿瘤。我国常见的恶性肿瘤在城市依次为肺癌、胃癌、肝癌、肠癌与乳腺癌，在农村依次为胃癌、肝癌、肺癌、食管癌和肠癌。肿瘤的发生是一个复杂的、多步骤的过程，可由多种因素综合导致，环境和遗传因素也会起一定的作用。

二、诊断标准

根据患者的症状及相关的检查可进行初步的诊断，病理学诊断是肿瘤诊断的金标准。不同的肿瘤主要依据于特定的临床表现、辅助检查进行相关判断。同时，肿瘤的分期诊断也是肿瘤诊断中重要的一部分，对于合理制定治疗方案、正确评价疗效和准确判断预后有着重要作用。

三、基本症状和体征

肿瘤的典型症状是出现肿块，这是多数肿瘤的首要表现。其他常见的症状还有疼痛、出血、溃疡、梗阻等。根据肿瘤部位与性质的不同，其临床表现各异，主要有各个系统典型的临床症状和体征。至疾病晚期的时候，会出现非特异性的全身症状，如贫血、低热、消瘦、乏力等恶病质表现。

四、检查

1. 常规检查

常规检查包括检查肿瘤的发病部位、大小、外形、硬度、表面温度、血管分布、有无包膜及活动度等。同时应进行全身淋巴结的检查。

2. 实验室检查

实验室检查包括血、尿、便三大常规及肿瘤标记物相关检查，还包括血沉、骨髓化验、相关酶学检查等。

3. 影像学检查

影像学检查包括 X 光片、CT、核磁、超声、放射性核素检查，PET 以及消化内镜、气管镜检查等。

4. 病理检查

病理检查是诊断肿瘤的金标准。

五、简要处理原则

肿瘤主要有手术治疗、化学治疗、放射治疗三种手段。具体治疗方案结合肿瘤性质、分期和患者全身状态由医生选择决定。

培训课程 ② 老年人常见急症的相关急救知识

学习单元1　心　绞　痛

心绞痛是冠状动脉供血不足，心肌急剧性暂时缺血、缺氧所引起的以发作性胸痛或胸部不适为主要表现的临床综合征，常因活动增加、情绪激动、寒冷刺激、饱餐等因素诱发。若心绞痛频繁发作，应警惕发生心肌梗死。

一、临床表现

1. 心前区疼痛

心前区疼痛为心绞痛的重要特征之一，表现为胸骨后或心前区压榨性疼痛（闷、憋、压迫感），并向颈部、上腹部、左肩或左手臂放射，持续时间为 1~15 min，多为 3~5 min，常伴有面色苍白、心率增快或减慢、心律失常等症状。

2. 其他症状

老年人疼痛部位与性质常不典型，可仅有胸部隐痛、憋气，也可表现为上腹部疼痛或胃疼，或阵发性牙痛，或以夜间呼吸困难为主要表现，应密切观察。

二、急救措施

1. 体位管理

发病后应立即就地采用卧位或半卧位休息，稳定其情绪，不要随意搬动患者，以免增加心肌耗氧量。

2. 呼吸道通畅

松开衣领，保持呼吸通畅，有条件者给予氧气吸入。

3. 服用药物

血压正常或增高的患者推荐服用硝酸甘油。服用方法是将 1 片硝酸甘油含在舌下，不要喝水，让药物在舌下溶化吸收。服药后如果症状仍不缓解，可以隔 3～5 min 再含服 1 片，最多不超过 3 片。含服硝酸甘油时，最好要同时测量患者血压，血压低于正常值的患者慎用该药。

4. 辅助治疗

吸氧、镇静，避免紧张。

5. 呼叫送医

呼叫 120 医疗急救电话，等待专业医务人员指导。

学习单元 2　急性心肌梗死

心肌梗死是指冠状动脉供血急剧减少或中断，导致相应心肌持久而严重缺血所引起的心肌坏死，可并发心律失常、休克或心力衰竭。常因过劳、饱餐、寒冷刺激、激动、饮酒、便秘等诱发，也可发生于安静时。

一、临床表现

1. 压榨性疼痛

突然发作剧烈而持久的胸骨后或心前区压榨性疼痛，其性质和部位与心绞痛相同，但程度较重，持续时间较长，一般超过 30 min，休息与含化硝酸甘油片多不能缓解，并常伴有烦躁不安、出汗、恐惧或濒死感。

2. 胃肠道症状

部分患者无明显胸痛，而是表现为胃肠功能紊乱，如上腹部疼痛、恶心呕吐、腹胀等。

3. 严重者出现休克、心力衰竭或心律失常的表现

表现为面色苍白，出冷汗，皮肤湿冷，脉搏细速，血压下降，尿量减少，咳嗽，呼吸困难、发绀、房室传导阻滞等。

4. 其他症状

高龄患者可出现神志障碍，部分患者表现出头晕、烦躁不安、嗜睡、反应迟钝，甚至昏迷。

二、先兆表现

1. 心绞痛发作频繁，规律改变，胸痛程度加重，持续时间延长。
2. 突然出现不明原因的呼吸困难、咳嗽、咳泡沫样痰等急性左心衰竭症状。
3. 轻微活动后心慌气短，胸痛、胸闷等同时出现。
4. 反复而频繁地出现心慌气急、脉律不整等症状。
5. 出现感冒症状或胃肠道症状。
6. 其他症状有牙疼、背部不适、左肩胛部酸痛等。

三、急救措施

1. 体位管理

发病后立即就地安静休息，最好采用卧位或半卧位，避免精神紧张，停止任何体力活动。

2. 呼吸道通畅

松开衣领，保持呼吸通畅，有条件者给予氧气吸入。

3. 服用药物

舌下含化硝酸甘油片，用法同心绞痛发作时的急救。

4. 心理护理

稳定患者情绪，保持安静，消除患者紧张心理。

5. 呼救送医

迅速拨打120医疗急救电话，同时要求派有心电监护和除颤设备的救护车，并将患者尽快送医院救治。

学习单元3 脑 卒 中

脑卒中俗称"中风"，指多种原因导致脑血管受损、脑组织损害所引起的一系列临床症状和体征。脑卒中包括缺血性脑卒中（脑梗死）和出血性脑卒中

（脑出血），出血性脑卒中又包含脑实质出血、脑室出血、蛛网膜下腔出血。脑卒中的发病因素复杂、多样，高危因素较多，如高血压、高脂血症、高血糖、肥胖、心房颤动、不良生活习惯（吸烟、饮酒、不合理饮食结构）、超重、高同型半胱氨酸、动脉粥样硬化等，另外炎症、风湿免疫相关疾病都可引起血管性改变从而致病。脑卒中具有发病率高、致残率高、复发率高和死亡率高的特点，严重危及老年人健康，降低生活质量。

一、临床表现

1. 出血性脑卒中

出血性脑卒中的临床表现与脑出血的部位、出血量和速度有关。

（1）意识障碍

表现为意识模糊、嗜睡、昏迷等。

（2）头痛、呕吐

突然出现剧烈头痛、头晕、喷射性呕吐。

（3）运动、语言障碍

表现为语音不清、失语、跌倒、偏瘫等。

（4）眼部症状

表现为偏盲、眼球活动障碍、凝视麻痹等。颅内压增高脑疝患者可表现为瞳孔不等大等症状。

2. 缺血性脑卒中

缺血性脑卒中的临床表现与脑缺血严重程度、脑损害部位、发病前有无合并其他疾病等有关。

（1）主观症状

表现为头痛、眩晕、恶心、呕吐、视力障碍、一过性失语、肢体麻木、一侧肢体无力等症状。

（2）脑神经症状

表现为双眼向病灶侧凝视、中枢性面瘫及舌瘫、假性延髓性麻痹，如饮水呛咳和吞咽困难等。

（3）躯体症状

表现为口角歪斜、流涎、肢体偏瘫或轻度偏瘫、偏身感觉减退、步态不稳、肢体无力、大小便失禁等。

（4）意识障碍

严重者可表现为嗜睡、昏迷，会有类似脑出血的症状。

二、急救措施

1. 体位管理

原地静卧观察病情，禁止随意搬动患者。

2. 观察病情

监测并记录血压、脉搏、呼吸的变化，如呼吸、心跳停止，应立即进行心肺复苏。

3. 呼吸道通畅

若患者意识清醒可让其仰卧，头略向后仰，保持头部稳定，以利气道通畅。若患者丧失意识，则应让其保持侧睡体位，头偏向一侧，防止呕吐物引起窒息。若患者发生呕吐，应让其脸转向一侧，取出口内的假牙，并用干净手帕缠在手指上，伸进患者口内清除呕吐物，以防堵塞气道，引起窒息。

4. 心理护理

医生到来之前应守候在患者身边，消除患者紧张心理。

5. 呼救送医

拨打120医疗急救电话，说明大致病情，并尽快将患者送医院治疗。

学习单元4　晕　　厥

晕厥是指一过性脑部血液供应突然减少而引起的短暂意识障碍。可由不同的诱因诱发，如疼痛、恐惧、空气闷热、排尿久坐、久卧后突然起立、严重心律失常、低血糖、癫痫等。

一、临床表现

1. 前驱期

患者突然感到头昏、恶心、恍惚、视物模糊或两眼发黑、四肢无力等晕厥先兆表现。

2. 晕厥期

患者意识丧失，摔倒在地，伴有心率减慢或增快、脉搏细微、血压下降、呼吸变浅、面色苍白、出冷汗等。数秒钟至数分钟内即恢复正常。

3. 恢复期

患者逐渐清醒，但仍有全身乏力感，可有恶心、过度换气等，休息数十分钟后可完全恢复。

二、急救措施

1. 体位管理

患者立即取平卧头低足高位，保证脑组织血液供应。

2. 病情观察

判断患者神志是否清醒，触摸颈动脉观察患者搏动情况，如心搏骤停应立即进行心肺复苏，拨打 120 医疗急救电话。

3. 呼吸道通畅

保持空气流通，解开患者衣领、领带，有假牙者应取出，确保患者气道畅通。

4. 对症处理

分析患者晕厥原因并对症进行适当急救。

5. 防止再次损伤

刚恢复知觉的患者不要立即起立，防止其再次晕厥，检查其是否有其他创伤，缓解后应尽快送往就近医院继续进行治疗。

学习单元5　骨　折

骨折是指骨结构的连续性完全或部分断裂，可由直接或间接暴力因素引发，如高处跌落、撞击等，也可由积累性劳损，如长期、反复、轻微的直接或间接损伤等引发。老年人跌倒最常见的骨折部位是股骨粗隆部和股骨颈。

一、临床表现

1. 局部表现

可表现为局部剧烈疼痛，不能自行站立、行走或有其他特殊体征。

（1）畸形

骨折肢体可因骨折端移位发生外形改变，表现为缩短、成角、延长。

（2）异常活动

骨折后出现肢体不能正常活动。

（3）骨擦音或骨擦感

骨折后两骨折端相互摩擦撞击，可产生骨擦音或骨擦感。

2. 全身表现

骨折后血肿吸收或开放性骨折感染时可表现为体温升高，但一般不超过38 ℃。出现多发性骨折、骨盆骨折、股骨骨折、脊柱骨折等严重骨折时，患者可因广泛软组织损伤、大量出血、剧烈疼痛或并发内脏损伤等而出现休克。

二、急救措施

1. 体位护理

怀疑患者骨折时，先要观察其伤情，不要轻易搬动患者。

2. 心理护理

稳定患者情绪，消除紧张心理，监测生命体征。

3. 伤肢固定

疑似股骨粗隆部或股骨颈骨折时，应将伤肢进行固定，以减轻患者的疼痛。固定方法：在患者的伤侧大腿根部和腰部下面垫一块木板或其他平整硬物，用绷带或布条分别绕住腰部、受伤大腿根部和膝盖上部，包扎松紧适度，以木板不能移动为宜，以达到固定髋关节、防止伤部移位的目的。

4. 正确搬运

无论骨折部位是否固定，都不能由一人背或抱，也不能由两人拉车式搬运。正确的方法是由三人共同搬运，一人抬头颈部，一人抬腰部，另一人抬膝和小腿部。

5. 及时转运

及时呼救，简述病情，等待医务人员前来救治后送就近医院继续治疗。

培训课程 ③

老年人常用药物基础知识

学习单元 1　老年人的药效学特点

药物进入人体体内，经历吸收、分布、代谢、排泄等过程。这些过程，直接影响着组织中的药物浓度和维持有效药物浓度的持续时间，而组织中药物的浓度决定着药物作用的强弱，与药物的疗效和毒性有着密切的关系。因此，临床用药时要了解药物在老年人体内代谢过程的特点，以便更好地发挥药物疗效和减少不良反应。

老年人药物代谢动力学改变的特点包括：药物代谢动力过程降低、绝大多数口服药物吸收减少、药物代谢能力减弱、药物排泄机能降低、药物消除半衰期延长和血液中药物浓度增高。

一、老年人机体的药物吸收

药物吸收是指药物从用药部位透入血管，进入血液循环的过程。口服给药是最常用的给药途径，大多数药物在老年人机体内的吸收无明显改变。影响老年人药物胃肠道吸收的因素有以下六个方面。

1. 胃酸分泌减少，胃液 pH 值升高

老年人胃黏膜萎缩，胃壁细胞机能下降，胃酸分泌减少。胃酸缺乏可导致药物在胃中吸收减少、血液浓度降低、生物利用度差，从而影响药效。

2. 胃排空速度减慢

老年人因胃肌萎缩、胃蠕动减慢，使胃排空速度减慢。小肠有较大的吸收

面积，是大多数药物的最好吸收部位。由于老年人胃排空减慢，药物到达小肠的时间延迟，使药物吸收延缓、速度降低，有效血浓度到达的时间推迟，特别对于在小肠远端吸收的药物或肠溶片影响较大。

3. 肠蠕动减弱

老年人肠蠕动减慢，使肠内容物在肠道内移动的时间也延长，药物与肠道吸收表面接触时间延长，理论上可使药物吸收增加。

4. 胃肠道和肝血流量减少

胃肠道和肝血流量随年龄增长而减少，可较正常成年人减少 40% ~ 50%。胃肠道血流量减少可影响药物吸收速率，如老年人对奎尼丁、氢氯噻嗪等药物的吸收可能减少。肝血流量减少使药物首过消除效应减少。对于有些主要经肝脏氧化消除的药物如普萘洛尔（心得安），老年人口服后的血药浓度比青年人高，故临床上应注意老年人服用普萘洛尔后血药浓度升高引起的不良反应。老年人服用普萘洛尔时宜相应减量。

5. 酶和糖蛋白等载体分泌减少

主动吸收必须由人体提供能量和载体，而老年人吸收这些物质所需要的酶和糖蛋白等载体分泌减少，于是其吸收机能减弱。如对维生素 B_{12} 的吸收，因老年人缺乏内因子（由胃分泌的一种糖蛋白，在维生素 B_{12} 的吸收上起载体作用），而使维生素 B_{12} 吸收大大地减少。又由于老年人胆汁分泌减少，脂溶性维生素吸收不良，再加上肝、肾功能减弱，对维生素 D 的转化能力下降，故维生素 D_3 的形成减少，肠上皮细胞中运钙蛋白形成也减退，于是老年人钙吸收减少，血液中普遍缺钙，必须动员钙库（骨质）中的钙向血液中补充，因此易引起骨质疏松。

6. 局部血液循环较差

由于老年人局部血液循环较差，通过皮下、肌肉注射等肠外给药方式药物吸收减慢。

二、老年人机体药物分布

药物随血液循环不断透出血管转运到各器官组织的过程，称为药物分布。药物分布不仅关系到药物的贮存蓄积、消除速率，也影响药效和毒性。影响药物分布的因素很多，除药物本身的性质外，主要有机体组成成分、血浆蛋白结合率、组织器官的血液循环、体液 pH 值和组织器官对药物的结合率等。而在这些因素中，最重要的因素是机体组成成分和血浆蛋白结合率。老年人机体药物分布的特点是：水溶性药物分布容积减小，脂溶性药物分布容积增大，与血浆蛋白结合率高的药物、游离药物浓度升高，分布容积增大。

1. 老年人机体组成成分的改变对药物分布的影响

（1）老年人细胞内液减少，使身体总水量减少，80岁的老年人较20岁成年人体内水分相对量下降10%～21%，故水溶性药物分布容积减小，如水溶性药物乙醇、吗啡、安替比林、对乙酰氨基酚等分布容积减小，血药浓度增加，约比50岁以下的青壮年人高70%。

（2）老年人脂肪组织增加，非脂肪组织（骨骼肌、肝、肾、脑）成分逐渐减少，所以脂溶性药物分布容积增大，如脂溶性较大的药物安定、去甲西泮、硝西泮、利多卡因等，在老年人组织中分布容积增大，药物作用持续较久，半衰期延长。

2. 老年人血浆白蛋白含量减少

由于老年人血浆白蛋白比青壮年人减少20%左右，当营养状态差、虚弱或病情严重时，下降更明显，所以使蛋白结合率高的药物在老年人血中的结合型药物减少、游离型药物浓度增加，分布到组织中的药物增多，药物作用增强，易出现不良反应。此外，要重视的问题是老年人脏器机能衰退，往往同时患多种疾病，同时服用两种或两种以上的药物，由于不同药物与血浆蛋白结合存在着竞争性置换作用，共同竞争与蛋白结合，从而可改变其他游离型药物的作用强度和作用持续时间，如保泰松和水杨酸可取代甲苯磺丁脲与蛋白的结合，使甲苯磺丁脲在常用剂量下即可因游离型药物浓度增高而导致低血糖；抗心律失常药胺碘酮与地高辛合用，可将地高辛从结合蛋白中置换出来，使地高辛游离型血药浓度升高而发生强心苷的毒性反应，应加以注意。

3. 老年人机体的药物代谢

药物在体内发生化学变化称为药物代谢。肝脏是药物代谢的主要器官，很多药物都必须通过肝脏代谢，从肾脏排出。由于老年人代谢能力下降，易造成某些主要经肝脏代谢的药物蓄积。由于老年人药物半衰期延长，药物清除率降低，多次或反复给药时，血药坪值升高。故老年人的用药剂量应为青年人的1/2～2/3。老年人常使用安定，由于肝脏分解能力减弱，所以很多安定的半衰期都会延长，故而老年人使用安定的剂量应减半。

三、老年人机体的药物排泄

老年人药物排泄能力下降，80岁以上的老年人约比年轻人下降46%。由于老年人肾机能降低，导致肾排泄药物减少，药物半衰期延长，因此，老年人易发生药物蓄积中毒。

综上所述，专业的老年人医学工作者应该综合权衡疾病救治与老年人药代动力学和药效学的特点，遵循老年人用药的原则，给予最佳的药物治疗方案。

学习单元2 老年人合理用药原则

随年龄的增加，老年人各种器官功能衰退，易患多种疾病，多病共存现象突出，常需多种药物治疗。持续或同时使用5种及以上药物进行治疗，即认定为多重用药。老年人群中多重用药现象十分普遍，调查研究显示，持续或同时使用5种及以上药物的老年人占86.4%~95.7%，用药种类越多，药物不良反应的发生率就越高。有数据显示，多重用药在老年人住院原因中占第3位，在医院获得性疾病中列居第1位。

一、老年人服药常见三大问题

1. 药物服用"加法"多、"减法"少

很多患者喜欢多处反复就医，在不同医院、不同专家给予的治疗方案中，药物品种越来越多，会出现多种药物同时服用的情况。

2. 现代医学和传统医学之间发生碰撞

中（成）药和西药之间不能实现全面辨证施治。中西医结合的特点之一，就是老年人在服用西药的同时，还在服用不同种类的中（成）药，这样联合用药存在潜在风险。如中成药银杏叶提取物及其制剂具有抗血小板聚集作用，也就是说具有与阿司匹林、氯吡格雷相同的作用，很多老年人患有心脑血管疾病，长期服用阿司匹林或氯吡格雷，加服银杏叶提取物及其制剂后则会增大出血风险。

3. 保健品取代了规范诊疗的主体地位

老年人认知功能下降，用保健品替代了药品，延误了诊疗。

71

二、老年人用药原则

1. 明确诊断后对症下药

诊断明确是合理用药的前提。

2. 评估、监测肝肾功能后调整药物

定期检查老年人患者的肝肾功能，据此及时调整给药方案，包括药物类别、剂量、给药方式、给药间隔时间和疗程等。慎用或禁用有肝损害或肾毒性的药物。平均每3~6个月进行一次评估相对较为合理。对于特殊的药物，应平均1~2周进行一次监测。

3. 定期综合回顾老年人患者的给药方案

应从药物的有效性、安全性、不同药物选择和剂量选择、治疗方案的复杂性、药物费用、患者依从性等方面来进行用药适宜性的评价。

4. 个体化原则

不同老年人存在个体差异，决定了药物应用需要个体化。用药前，应综合权衡老年人的身体条件、照护条件和经济条件，检查处方是否存在禁忌证和药物之间是否有相互作用，同时应考虑使用药物的合理性、经济性、便捷性。

5. 特殊药物进行药物浓度监测

对于安全范围窄、需要长期应用的药物，可以进行药物的血液浓度检测，如地高辛、苯妥英钠、丙戊酸钠（抗癫痫药）、胺碘酮（抗心律失常药）等。

6. 受益原则

在药物疗效和风险之间进行选择时，应按"利大于弊"的原则选择药物。

7. 半量原则

半量原则即"小剂量法则"，常称为"start low"或"go slow"，即从低剂量开始，缓慢调整用药剂量。

8. 试验用药（观察用药）、暂停用药原则

在用药过程中，加强药物观察，及时发现患者不良反应，及时暂停用药。

9. "5种药"原则

老年人同时用药尽量以不超过5种为宜。

培训课程 ④

老年人健康教育基础知识

学习单元 1　健康教育的定义和作用

一、健康教育的定义

健康教育是通过信息传播和行为干预，帮助个人和群体掌握卫生保健知识、树立健康观念、自觉采纳有利于健康的行为和生活方式的教育活动与过程。其目的是消除或减轻影响健康的危险因素，预防疾病，促进健康和提高生活质量。

现代健康教育越来越重视科学管理思想的体现和循证决策的过程，即基于对特定个体、群体健康相关行为的分析，确定有针对性的健康教育内容与方法，并且有计划、有步骤地实施干预活动，然后评估干预活动的效果。因此，健康教育是有计划、有组织、有系统的教育活动过程，其干预活动大多数情况下是一个组合活动方案，而不是零散的活动。同时，健康教育又是有评价的教育活动，通过评价能够确定有效的干预方法与措施，总结经验，提升健康教育人员的能力。

二、老年健康教育的作用

老年人群健康教育是指主要以老年人群为对象，以提高老年人群健康素养，促进和维护老年人群健康为目标，有组织、有计划、有评价的健康教育活动。针对老年人的健康教育，可以分为群体健康教育和个体健康教育。前者是针对某一个老年人群体或团体，后者是针对某个老年人个体。

老年人群具有对健康教育的需求量大，涉及面广的特点。同时，老年人群对健康的关注度高，对健康指导建议的依从性高。另外，老年人群在一定程度上，辨别真伪的能力下降，容易受骗上当，因此更需要科学正规的健康教育，否则很容易受人误导，偏听偏信。

通过健康教育，可以达到预防疾病，降低疾病发生的危险因素，降低焦虑及心理疾病的发生，促进老年人积极配合治疗、检查和护理活动，促进自我保健，提高生活质量的最终目的。

三、老年疾病的发展阶段

大部分老年疾病都是难以根治的慢性疾病。慢性老年疾病诊疗的目标在于帮助老年人学习与疾病共生，延缓疾病的恶化，预防并发症与急性发作，避免不恰当的用药，防止继发衰弱，并帮助老年人保持社会功能和心理健康。在治疗策略上，对失能、失智的老年人应以帮助其维持、发挥残余功能，延缓衰弱的发生为主要目标。

老年人患病一般要经历慢性期、急性期、亚急性期和疾病后期、长期照护期、生命终末期等阶段。

1. 慢性期

慢性期可能要经历半年至数十年，病情严重程度会缓慢积累，损害心、脑、肾等器官，还会引发老年失能、心理损伤等问题。

2. 急性期

急性期一般持续时间不超过两周。如处理不及时，可能导致老年人死亡，但过度或不恰当的治疗，可能在挽救老年人生命的同时，又会导致继发衰弱或老年人失能。医疗诊治的重点在于尽量减少由于急诊治疗带来的继发衰弱或失能风险。

3. 亚急性期和疾病后期

亚急性期和疾病后期一般持续2～6周。如果在此期间老年人未得到良好的康复治疗和护理，会继发失能，降低生活质量，并影响老年人远期预后。

4. 长期照护期

长期照护期一般会持续数年至数十年。在此期间，老年人患有多种疾病，并发压疮、失能、尿失禁、认知损伤等老年综合征或老年问题的可能性会明显加大。

5. 生命终末期

生命终末期的生存期一般不超过半年。老年人在此期间发生疼痛、多脏器功能衰竭的概率非常高。

四、基于老年综合评估开展老年慢病的"全人"管理

对于老年人来说，治愈疾病不再是老年医疗管理的唯一目标。老年医疗的目标是保持老年人的功能，防止其进一步失能，重视对心理、认知问题和老年综合征的干预，尽量维持老年人的独立性、参与社会活动和社会交流的能力，帮助老年人获得家庭和社会支持。在慢病管理方面，要注意以下三点。

1. 做好生活方式管理

帮助老年人做好疾病预防的生活方式管理，并协助老年人做好疾病的康复锻炼，尽量保持老年人的躯体活动功能。针对老年人内环境调节能力下降、对外界创伤和刺激反应性减弱的特点，在日常生活中要坚持多测量，记录血压、体温、脉搏等体征信息。在出现突发情况时，血压、体温一旦较平常发生波动，常是病情变化的信号。

2. 了解慢病特点

了解常见慢病的发病危险因素、典型表现和不典型表现，在疾病照护中及时发现问题，并由专业医护解决。

3. 根据老年慢病患者心理需求，完善疾病的诊治范围

除了不同疾病给老年人带来的心理损伤外，长期患有多种疾病，还会给老年人带来失能、疼痛、孤独的感觉，使老年人自尊心、自信心受损，产生无助、无用感。

学习单元 2　老年人健康的标准

一、现代老年人健康的标准

健康，不仅是没有疾病或不虚弱，而是身体的、精神的健康和社会幸福的完满状态。世界卫生组织对老年人健康的标准提出了多维评价，共包括五个维度。

1. 精神健康

老年人一定要有良好的心理状态，心态要平和、宽容，切忌焦虑、疑心，用爱滋润身边的一切事物。

2. 躯体健康

躯体健康就是常规意义上的健康。老年人常见的疾病有高血压、冠心病、糖尿病、高脂血症等，这些都可能引发睡眠障碍、失能、疼痛、孤独的感觉。所以，老年人一定要经常锻炼身体，保证自己有一个健康的身体。

3. 日常生活能力

日常生活能力即生活上自理能力，包括自己能照顾自己、自己理家等能力。

4. 社会健康

社会健康包括人际关系、社区参与程度及与子女的关系等。

5. 经济状况

当今，一部分老年人靠退休金或养老金生活，也有一部分老年人由子女赡养。老年人若是经济独立，会更有信心，能更好地娱乐。

总之，作为一名健康的老年人，要学会以动养静，以素为补，以宽容作准则，从生活的各方面使自己跟上时代，成为全方位健康的老年人。

二、老年人健康的医学标准

由国家卫生健康委根据中国老年人的躯体健康、心理健康、社会健康等维度，制定了老年人健康的医学标准。

1. 健康老年人的概念

健康老年人指 60 周岁及以上生活自理或基本自理的老年人，躯体、心理、社会三方面都趋于相互协调与和谐状态。

2. 中国健康老年人医学标准

中国健康老年人应满足如下要求。

（1）生活自理或基本自理。

（2）重要脏器的增龄性改变未导致明显的功能异常。

（3）影响健康的危险因素控制在与其年龄相适应的范围内。

（4）营养状况良好。

（5）认知功能基本正常。

（6）乐观积极，自我满意。

（7）具有一定的健康素养，保持良好生活方式。

（8）积极参与家庭和社会活动。

（9）社会适应能力良好。

三、健康影响因素

随着社会经济和医学科学技术的发展，人们对健康影响因素的认识，逐步从单纯的遗传—生物因素，扩展到遗传—生物因素、环境因素、行为生活方式因素和卫生服务因素。

1. 遗传—生物因素

遗传—生物因素包括个体的遗传与生物特质，如性别、年龄、遗传基因，以及环境中的生物致病因素。

2. 环境因素

环境因素包括自然环境和社会环境两方面：自然环境指的是人们生活的物质环境，也是人类赖以生存的物质基础，与人们的生活、工作息息相关，如食物、水、空气等；社会环境的内涵丰富，包括社会经济、政策、教育、人们所处的社会阶层、民族、文化、社会性别准则、社会支持等，也被认为是健康的社会决定因素。此外，家庭成员、朋友、同事、社区成员等构成了一个个体的社会网络，也属于影响健康的社会因素。社会因素对于健康有影响广泛、持久，且各环境因素之间存在交互作用等特点。

3. 行为生活方式

行为生活方式对健康的影响越来越多地受到关注。这是因为：第一，已有的卫生服务需要人们采取行动去利用；第二，大量的流行病学研究证实人类的行为生活方式与绝大多数慢性非传染性疾病的关系极为密切，改善行为生活方式可以预防这些疾病的发生，并有利于疾病的治疗；第三，感染性疾病、意外伤害和职业危害的预防、控制也与人们的行为生活方式密切相关。因此，行为生活方式与健康关系密切，促使人们的行为生活方式向着有益于健康的方向转化，将会对健康产生巨大作用。

广义的生活方式包括人们的衣、食、住、行、劳动工作、休息娱乐、社会交往等物质生活和价值观、审美观等精神生活的方方面面。从健康的视角看，狭义的生活方式指的是人们日常生活中与健康相关的行为习惯。行为生活方式可以是有益于健康的，如合理膳食、住院分娩、遵医嘱服药等，当然也有很多不利于健康的，如吸烟、缺乏运动、高脂膳食、不吃早餐等，它们与高血压、冠心病、糖尿病、肿瘤的发生密切相关。据世界卫生组织统计数据，全球有超过 60% 的死亡是由不良的生活方式和行为造成的。因此，只有人们改变自身不利于健康的行为生活方式，才能有效预防这些疾病的发生，即使在患有这些疾病后，改变行为生活方式，也可以起到减少并发症，提高生活质量的作用。

4. 卫生服务因素

卫生服务指卫生机构和卫生专业人员为了防治疾病、增进健康，运用卫生资源和各种手段，有计划、有目的地向个人、群体和社会提供必要服务的活动过程。缺医少药、低下的卫生服务能力、缺乏医疗卫生保障及昂贵的医疗费用会极大阻碍人们对卫生服务的可及性，导致广泛的健康损害。

学习单元 3　老年人能力受损

一、老年人能力受损的概念

老化是一种随增龄而普遍存在的生物进程。表现为机体功能减退、残疾和死亡风险增加。随着增龄，老年人逐渐出现各系统生理功能的退化，生理储备能力下降，较难从应急与创伤中恢复，影响着老年人的生存质量和疾病预后。

二、老年人能力受损的基础知识

失能的概念目前还不太统一，有广义失能和狭义失能两种概念。广义失能是指由于意外伤害、疾病或衰老等原因导致身体或精神上的损伤，造成人体部分或全部的工作能力受限，无法执行与其所受教育、训练、经验相当的本行业或任何其他行业的工作，具体包括失动（肢体残疾或运动功能障碍）、失智（认知功能障碍或痴呆）、失禁（大、小便失禁）、失眠（睡眠障碍）、失明（视力严重下降或全盲）、失聪（听力严重下降或全聋）、失语等，其中失动和失智为失能最主要的影响因素。而狭义的失能是指丧失生活自理能力，所以通常将老年长期照护的服务对象简单概括为失能和失智老年人。

三、积极的老龄观

心理健康是老年人健康长寿不可缺少的重要方面，是躯体健康的基础，也是推进"积极老龄观，健康老龄化"战略的基本要求。积极老龄观是指老年人在整个生命周期中不仅要在身体、心理、社会等方面尽可能地保持良好的状态，而且要积极地面对晚年生活，从被动受赡养者成为社会活动的积极参与者，力求从弱者变为强者。

积极老龄观是在健康老龄化的基础上提出的，进一步落实"老有所养、老有所医、老有所教、老有所学、老有所为、老有所乐"。在老年人整个生命周期中，在机体、社会、经济和心理方面保持良好状态，按照自己的需要、愿望和能力来参与社会活动。

积极老龄观具有鲜明的主动性和进取性，它涵盖了健康老龄化和成功老龄化的全部内涵。"积极"还强调的是一种精神状态，拥有积极的人生态度能带来更长寿、更健康和更快乐的生活。积极进取的思想有助于保持身体健康，假使疾病在身，积极健康的思想也能帮助老年人应对衰弱的身体。在积极老龄观框架中，健康老龄化是基础，健康老龄化需要家庭和社会提供物质与精神服务的良好保障。

积极老龄观针对个人、家庭和社会三个层面有不同的概念。对于个人来说，积极老龄观是指进入老年阶段的老年人享有充实的生活（包括健康、安全和积极参与经济、社会、文化和政治生活）；对于家庭和社会来说，应帮助老年人尽可能长期不依赖他人生活，延长健康期和自立期。积极老龄观让老年人认识到自己的潜能，并按照自己的需求、愿望和能力去参与社会活动，并且在他们需要时，能够获得充分的保护、保障和照料。

老年人安全防护基本注意事项

老年人在日常生活中，应注意居住环境，日常活动，衣着，使用电器、燃气和用水，饮食饮水，出行及防暑降温等各方面的安全。

一、居住环境安全

老年人居室环境需落实无障碍设计理念，同时要创造条件，鼓励老年人生活自理、自由活动，同时保证老年人安全。

老年人居住环境应保持灯光亮度适宜，不宜过亮或过暗。地面平坦，尽量减少台阶、门槛。地面不宜太光滑，并注意及时清理地面水渍，可铺防滑型地毯，地毯边缘不卷曲。家具陈设实用简单，尽量靠墙放，不轻易改变家具位置，避免选择有棱角的家具或使用防撞角保护。浴室使用防滑垫，安装扶手。家里的通道要保持顺畅，不堆放杂物等。

二、日常活动安全

老年人日常活动的区域应注意物品摆放整齐，保证活动和行走的范围内无障碍物。日常用品应放在老年人随手能拿取的地方，尽量避免老年人攀高取物。在楼梯台阶陡峭的地方行走时，应注意慢行，使用扶手或由人搀扶；老年人行走不便时应使用辅助工具，如拐杖、助行器、轮椅等。老年人晚上起夜可选择尿壶，在床头安装小夜灯。便器的高度应适合老年人使用，可以在便器旁安装安全扶手等。

三、衣着安全

老年人应选择合适的衣着，衣服、裤子、鞋子不宜过于肥大，裤腿不宜太长。尽量不穿拖鞋，应穿合脚的布鞋或鞋底带有花纹的防滑鞋。应坐着穿脱裤子、袜子和鞋，帽子、围巾不可遮挡老年人眼睛。

四、使用电器、燃气和用水安全

应经常检查老年人居住处的电器电线是否有裸露、老化的现象，插座的漏电安全防护装置是否可靠，避免发生触电事故。定期检查燃气具是否安全可靠，燃气泄漏报警装置是否可用等。使用电器、燃气时可设置闹钟提醒，避免遗忘。日常用水应注意温度适宜，沐浴时要先放冷水，再加热水调节水温，用手调试水温合适后再进行沐浴。

五、饮食、饮水安全

老年人进食时应注意选择合适体位，尽量采取坐位或半卧位，保证胃部不受压迫；食物应软烂，吃饭应细嚼慢咽，少食多餐。肉类、汤圆等食品要分割成小块慢慢进食，对于易呛老年人，应把食物加工成糊状。进食时每口食物不宜过多。进食时应注意力集中，不做与进食无关的事，如看电视、说话等。饮用热汤、热水时不要盛满，先试探温度是否合适入口，避免烫伤。

六、出行安全

日常应增强老年人交通安全意识，采取防范措施，如出行时应穿颜色鲜明的衣服、戴橘黄色帽子，横过马路时看清交通标识等。认知功能下降的老年人出行时应有人陪同，并随身携带写有老年人姓名、电话、家庭地址等信息的卡片，以防老年人走失。

七、防暑、降温安全

可在老年人室内放置温度计，适时调节室温。根据天气变化及时为老年人增减衣物，维持体温恒定。高温季节鼓励老年人多饮水，加强室内通风，减少户外活动。寒冷季节老年人应注意保温，多进食高热量食物，适当增加肢体活动。

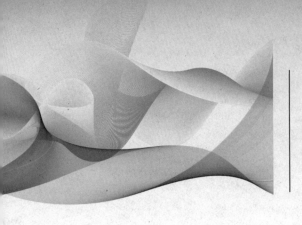

职业模块 4
康复学基础知识

培训课程 ① 生活自理能力训练

学习单元 1 生活自理能力基础知识

一、生活自理能力概述

生活自理基本可以分为以下三个板块，三者之间互为关联：日常生活活动（activity of daily living，ADL），工作 / 生产性活动（activity of work/ productivity），休闲活动（activity of leisure）。

ADL 是指我们每天都要开展的活动，标志着自我照顾能力和生活独立程度。ADL 可分为：基础性日常生活活动（BADL），如进食、个人卫生、穿脱衣服、个人物品管理等；工具性日常生活活动（IADL），如金钱管理、购物、搭乘交通工具、驾驶车辆、照顾他人或宠物、使用电话等。IADL 与 BADL 相比较，通常需要更复杂的技能，需要与周围环境有较多互动。

对于老年人的 ADL 训练，一方面能够减少老年人对照护者的依赖性，增加其独立性；另一方面也可以提高老年人的身体功能，如肌肉力量、平衡、协调等，在一定程度上还能提升个体的自尊心及自我成效感。

由于诸多因素影响，使每个人的 ADL 项目差异性较大，针对老年人差异性功能障碍，让老年人及其照护者学会更具适应性的 ADL 活动方式，成为康复及老年照护人员必须面临的挑战。

二、ADL 训练的目标

ADL 训练的目标可以体现在日常活动表现的程度和质量，包括独立性、安全性和适当性。

1. 独立性

独立性是日常活动表现的重要因素，为了促进老年人 ADL 功能的独立性，为老年人活动的独立性设置了 7 个层次，包括独立的、监督的、备用的援助、最小量帮助、中等量帮助、大量帮助、依赖。

2. 安全性

安全性可以体现在人—作业—环境三者之间互动关系的质量上。ADL 表现的安全性与独立性是两个不可分割的要素。在进行 ADL 训练时，不能只追求一项活动完成的独立程度，同时需要关注该活动完成时的安全性。

3. 适当性

适当性是指当老年人能够独立地、安全地完成某项活动时，仍需要关注的一些要素，包括：（1）活动过程中或活动后是否感到疼痛；（2）完成活动后的疲劳程度；（3）完成活动所需要的时间；（4）是否符合社会的标准；（5）老年人的满意度；（6）是否产生异常的任务行为等。

三、ADL 训练的原则

1. 尊重个体独特性

要充分尊重老年人现阶段真实的能力需求，才能设计出真正适用于当事人的活动方案，调动其参与感与积极性的同时，还有可能激发老年人解决该问题的思维方式、创意。

2. 由易到难，由简入繁

训练要从组成成分简单的活动开始，逐步向环节复杂的进展，可以按照吃饭→洗漱→转移→上厕所→穿脱衣服的顺序来开展。在单个流程中，可以逐渐增加难度，如从给自己备餐到给家人备餐，从辅助下的活动到监督下的活动，再到完全自主的活动等。

3. 发挥个体的主观能动性

老年人发生失能通常会让家属不知所措，恢复过程中也存在诸多疑问和担忧。所以老年人能力评估师、家属、老年人本人应当全面积极互动，明确自我角色，共同制订计划，并在评估过程中不断调整目标。

4. 建立有效的训练环境

对训练环境的要求包括以下几点：（1）环境安全；（2）趋近真实生活场景；

（3）时间安排上与真实生活时间贴近，如早上或中午训练进食，早起训练如厕、洗漱等。

5. 重复训练，养成习惯

作为一种功能再学习的方案，重复训练显得尤为必要，可以增加训练频次，每天多次，每次多遍，加强应用。

四、ADL 训练的理念

通过各种训练，使老年人能扮演好生活角色，完成角色自身的 ADL。训练以调试老年人原有能力为主，以矫治代偿为辅。训练理念主要包括以下三方面。

1. 调整活动方式

调整老年人活动方式，如穿宽松的衣服，降低穿脱衣物活动的难度。

2. 改变活动本身的流程

改变活动原有的正常流程，更有利于老年人操作，如为偏瘫老年人改变穿衣顺序等。

3. 适老化改造

进行适老化改造，如调整卫生间、厨房、床等的高度、深度等。

让老年人在实际生活的情景中真正参与有意义的活动，以符合需求，达到治疗的最终目标。

五、ADL 训练的流程

ADL 训练可以"一对一"进行，也可以小组形式进行。"一对一"的训练形式，通常会选择活动中的一个步骤来促进老年人基本功能的恢复；以小组活动的训练形式，有利于利用整个活动的过程来促进人际互动和生活意志的重建。

在活动开展前，可以通过访谈让老年人选择想要参与的日常活动，以调动其主动参与训练活动的积极性。同时，需要准确评估老年人的能力，并且经过细致的活动分析，来设计老年人参与的活动步骤与方式。活动结束后，还要组织老年人进行总结，分享活动过程中的感受，如该训练是否达到预期的目标、活动过程中是否愉快等。通过老年人成功的体验，来激发其进行下一个 ADL 训练的动力以及制订下一个需要突破的目标。

学习单元 2 基础性日常生活活动（BADL）训练

一、进食训练

许多老年人失能后，需依赖他人喂食，这将会剥夺老年人进食的趣味性和成就感，所以训练老年人独立进食十分重要。训练时，通过坚定老年人进食训练的信心，在老年人一日三餐均有参与的意识后，随着功能的改善，这种主动参与的程度可以由少到多，直至其可以独立进食。

进食是指用合适的餐具将食物从容器中送到口中，进行咀嚼及吞咽。进食训练需要老年人具有稳定的坐位平衡功能、良好的认知知觉功能以及上肢运动功能。

1. 准备工作

（1）将食物放在老年人面前平稳的台面上。

（2）给予老年人安全、稳固的座位，使老年人有良好的头颈部支持。

（3）提供对进食有帮助的辅具，包括防滑垫、万能袖带、合适的餐具、带把手的水杯等。

2. 进食的步骤

（1）老年人在桌边坐稳。

（2）老年人握住餐具或水杯。

（3）老年人自行夹取食物（喝水不需要这个步骤）。

（4）老年人自行将食物送入口中。

（5）老年人咀嚼吞咽。

可以利用进食的动作和步骤来促进老年人的功能恢复，利用调适性治疗方法解决不同功能障碍所导致的进食过程中所遇到的问题，从而提高老年人进食的表现。

二、个人卫生训练

个人卫生一般包括洗脸、梳头、口腔卫生（刷牙、漱口）、剃胡须等，个人卫生训练需要老年人具有良好的认知知觉功能、坐位或站位平衡能力以及肢体运动和感觉功能等。

1. 准备工作

（1）个人卫生训练建议在洗漱间里进行。老年人坐在或站在洗手台前，其应具有稳定的静态和动态平衡能力。

（2）个人卫生训练所必需的全部工具都应放在老年人容易拿到的地方。

（3）调试好水的温度，防止烫伤。

（4）从安全角度考虑，鼓励男性老年人使用电动剃须刀代替刀架剃须刀，并建议老年人用充电的电动剃须刀，因为对老年人来说换电池的电动剃须刀使用起来相对困难。

（5）保持洗漱间地面的干燥和光线的充足，降低老年人跌倒风险。

（6）使用轮椅的老年人所用的洗脸池高度应为 70~80 cm，其下方应有足够的空间。

在个人卫生训练的过程中，应鼓励老年人主动参与这项活动，并且在平时的实际生活中要应用起来，以增加训练的机会，逐渐使老年人养成保持良好个人卫生的习惯。

2. 清洁口腔（刷牙、漱口）

刷牙漱口可分为以下步骤。

（1）老年人自己打开水龙头，往口杯里装满水。

（2）老年人自己将牙膏挤在牙刷上。

（3）老年人自己拿起漱口杯漱口。

（4）老年人自己拿起牙刷刷牙。

（5）老年人自己彻底地漱口。

（6）老年人自己将牙刷冲洗干净。

可以利用口腔卫生的动作及步骤来促进老年人功能的恢复，利用调适性治疗方法解决不同功能障碍所导致的处理口腔卫生过程中所遇到的问题，从而提高老年人口腔卫生的表现。

3. 洗脸

洗脸可分为以下步骤。

（1）老年人自己打开关闭水龙头，往脸盆里盛水。

（2）老年人自己冲洗毛巾。

（3）老年人自己拧干毛巾。

（4）老年人自己擦脸。

（5）老年人自己再冲洗毛巾并且拧干。

其中步骤（4）和（5）可以根据老年人自身的习惯重复几次，直到自己觉得干净为止。

这些步骤中，以拧干毛巾难度较大，尤其是对手部力量差、只能使用单侧肢体、协调性差的老年人难度更大。必要时，可以选用小毛巾以单手挤干毛巾取代双手拧毛巾。对于患偏瘫的老年人可将毛巾绕过水龙头将其作为一端的固定点，使用健侧手转动毛巾来拧干。

三、穿衣训练

穿衣是指穿上、脱下衣物和扣好衣物纽扣或拉上拉链。衣物的种类包括内衣、胸罩、裤、鞋、袜等。穿衣训练需要老年人具有良好的认知知觉功能、坐位或站位平衡功能以及肢体运动功能等。

1. 准备工作

（1）对于有平衡问题的老年人，最好是请其坐在轮椅上（处于刹车状态）或带有扶手及靠背的、稳固的椅子上。

（2）衣服、辅助用具均放在老年人容易够取的地方。

（3）老年人双足平放在地板上或稳定的平面上。

（4）老年人躯干坐直。

在穿衣训练的过程中，应鼓励老年人主动参与到这项训练中，并且在平时的实际生活中要应用起来，以增加训练的机会，逐渐养成习惯。在冬季，因气温较低，老年人穿衣的速度较慢，此时应当以健康安全为重，家属或照护者可以与老年人共同合作，尽快将衣物穿好。

2. 穿脱开衫

穿脱开衫可分为以下步骤。

（1）老年人将一侧上肢和手放进正确的袖中并穿过袖口。

（2）老年人将袖子拉到肩部的位置。

（3）老年人将衣领拉到另外一侧肩部的位置。

（4）老年人将另一侧上肢和手穿进袖中并穿出袖口。

（5）老年人自己整理好衣服并系好纽扣。

（6）老年人自己解开纽扣。

（7）老年人将上衣肩部向后翻。

（8）老年人将一侧手臂抽离衣袖。

（9）老年人将另一侧手臂抽离衣袖。

可以利用穿衣的动作及步骤来促进老年人功能的恢复，利用调适性治疗方法解决不同的功能障碍所导致的穿衣过程中所遇到的问题，从而提高老年人穿衣时的表现。

3. 穿脱裤子

穿脱裤子可分为以下步骤。

（1）老年人将双足放进裤管中。

（2）老年人将裤子拉高至大腿处。

（3）老年人能站立并保持裤子在大腿上。

（4）老年人将裤子拉高至腰部。

（5）老年人将裤子脱至大腿处。

（6）老年人将裤子从大腿脱至足部。

（7）老年人将双足从裤管中退出。

穿脱裤子可以细分为从足部到大腿以及从大腿到腰部两个部分。每个部分可以采用不同的体位完成。可以利用穿脱裤子的步骤及动作来促进老年人功能的恢复，利用调适性治疗方法改善不同的功能所导致的穿脱裤子的步骤中所遇到的问题，从而提高失能老年人穿脱裤子的表现。

四、转移活动训练

1. 床上翻身

床上翻身是穿衣、转移等日常活动的前提。床上翻身可以分为由上半身主导的翻身和由下半身主导的翻身。上半身主导的翻身是由上肢的前伸和肩部的旋转从而带动躯干的旋转，最后带动骨盆的旋转，将下半身带至侧卧位。下半身主导的翻身是由下肢的屈曲和骨盆的旋转带动躯干的旋转，最后带动肩部的旋转，将身体转至侧卧位。整个翻身的动作需要上肢、躯干、下肢的配合，因此协调性训练很重要。训练大致可以分为以下几个步骤：（1）头颈转向一侧；（2）肩从仰卧位转 90°；（3）髋从仰卧位转 90°。

2. 卧坐转移

卧坐转移可分为以下步骤：（1）从仰卧位转向两侧；（2）将下肢移开床沿；

（3）用上肘支撑起上身到半坐位；（4）抬起躯干坐起到坐直位；（5）维持坐位平衡；（6）自我控制地躺下；（7）将下肢放回床上；（8）调整身体在床上的位置。

3. 床椅转移

床椅转移可分为以下步骤：（1）臀部抬离床面；（2）向椅子处转身；（3）坐到椅子上；（4）调整坐姿；（5）抬起臀部离开椅面；（6）移动臀部到床上；（7）移动身体到开始位置。

五、如厕训练

如厕是指采用合适的如厕设备完成包括以下的活动内容：进入厕所后短距离的步行和小范围的体位转移，在马桶或坐便器上坐下和站起，脱下和穿上裤子，使用厕纸清洁和如厕后冲洗马桶，并在全程中避免弄脏衣服及附近的环境。如厕训练不需要考虑老年人从房间移动到厕所的过程。

1. 准备工作

（1）对于大多数老年人来说，坐厕是更为适合的如厕方式。

（2）厕所要有足够的空间，便于老年人进行体位转移。

（3）如果需要支持，在座厕的一侧或两侧应安装扶手。

（4）采取适当的防滑措施，如铺设防滑垫等。

（5）坐便器的高度要合适，保证老年人的双脚有稳定的支持平面。

（6）卫生纸等清洁用品放置的位置应易取得，避免拿取时有转身、左右摆动等易摔倒的动作。

在如厕训练的过程中，应鼓励老年人主动参与这项训练，指导老年人进行短距离步行和转移技巧训练，并合理运用已经掌握的穿脱裤子的技巧，逐渐养成习惯，以增强老年人的独立性和自信心。由于此训练对于平衡和转移有一定要求，因此在训练过程中应给予老年人足够的保护。

2. 如厕的步骤

如厕可分为以下步骤：（1）移动到马桶附近；（2）在马桶或坐便器前完成转身；（3）脱下裤子；（4）坐在马桶或坐便器上；（5）够取厕纸；（6）完成清洁；（7）站起；（8）穿上裤子；（9）冲洗马桶。

六、洗澡训练

洗澡指用适当的方法清洁、冲洗和擦干由颈至脚的部位的活动。洗澡方法包括盆浴、淋浴、擦身，用具包括桶或盆、冲凉椅或浴床。洗澡需要老年人有较好的坐位平衡能力。由于浴室里湿滑的环境将大大降低稳定性，因此洗澡危险性较高，必要时家属和照护者可以在旁监督以保护老年人安全。由于洗澡是较为隐私的活动，该项活动的评估与训练可以采取模拟的方式进行。在冬季，由于天气寒冷，如果老年人自行完成洗澡的速度较慢或有些老年人怕冷，在保证安全的前提下，家属和照护者可以提供适当帮助，以尽快洗完为宜。

由于浴室内湿滑的环境常常导致跌倒事件的发生，因此防止跌倒意外是洗澡时最为重要的。由于大部分老年人的跌倒均在浴室内发生，因此，需要改良浴室内适老环境，如在适当的位置安装扶手或地面防滑设施等。

1. 浴室内适老环境改造

（1）在浴室内适当位置安装扶手，扶手应选用耐用稳固的材质，扶手应安装在靠近淋浴、浴缸的墙面上以及浴缸的边缘上。

（2）在浴室地面上安装防滑垫。

（3）可以在浴缸上方放置一块板，便于老年人坐在板上洗澡。

（4）对于下肢肌肉力量不足或平衡转移能力较差的老年人，可以使用淋浴凳。

2. 准备工作

（1）准备洗澡更换的衣服，应放在浴室中老年人易拿取的位置。

（2）将肥皂或沐浴露置于老年人易拿取的位置，并调试水温。

（3）老年人应坐在淋浴凳上，或站在铺设防滑垫的地面上（如用浴盆，底部也应有防滑垫）。

（4）老年人自己脱掉衣服。

3. 洗澡的步骤

（1）老年人自己使用喷头淋湿身体。

（2）老年人使用肥皂或沐浴露擦洗身体，包括颈部，身体前部、后部，双上肢及双下肢。

（3）老年人使用喷头冲洗身体。

（4）老年人使用毛巾擦干身体。

学习单元3　工具性日常生活活动（IADL）训练

一、烹饪训练

烹饪训练包括准备食材训练和烹调训练。准备食材训练包括清洗、切割、搅拌等活动；烹调训练包括操作煤气灶、电磁炉和电饭煲等电器，操作锅具，操作锅铲、汤瓢和勺子，开瓶盖等活动。

1. 训练前的准备

（1）准备食材

1）可以考虑在超市或菜市场购买已经处理好的食材，这样可以降低老年人准备食材的难度。

2）可以根据老年人的情况选择适当的辅具帮助其准备食材。

①特制切菜板。对于单手操作的老年人来说，操作刀具和固定食材很难同时兼顾。有的特制切菜板设计成板上有两根竖起的不锈钢钉，方便固定食材；切菜板边缘加装直角形挡板，防止食材滑出；切菜板可以放在防滑垫上或自带吸盘，以防止使用过程中滑动。

②刀具。对于上肢肌肉力量弱的老年人，为了避免重复或过度用力所导致的累积性损伤，可以采用符合人体工效学的刀来切食材。

③开瓶器。为方便单手拧开瓶盖，可选择使用摩擦系数高的防滑材质或齿轮防滑省力设计的固定式的开瓶器。

（2）烹调

1）可以使用轻质的锅，便于力量减退的老年人操作。使用不锈钢或塑料的碗碟，不易摔碎。这对于有协调障碍的老年人尤为重要。

2）可以根据老年人的情况选择适当的辅具帮助烹调。

①在烹调的过程中为了避免烫伤，可以穿戴手套，这对于有感觉减退或消失的老年人非常重要。

②使用锅柄固定器，防止烹调过程中锅具移动，方便单手操作的老年人使用。

2. 训练的思路

关节保护原则以及能量节约原则可以应用于关节活动受限的老年人。对于只能使用一侧肢体的老年人，可以学习单手操作进行烹饪，如开瓶盖时，可以使用双膝固定瓶身、一只手拧开瓶盖。

3. 改善适老环境

如果经济条件许可，可以考虑使用可升降的洗手台、灶台或储物柜，尽可能减小老年人身体倾斜、弯腰、够取以及抬举的范围，尤其是对于使用轮椅和弯腰有困难的老年人非常重要。灶台或洗手台下方应有空间容许使用轮椅的老年人的双腿放入。

二、打扫地板训练

打扫地板通常会使用到扫帚、簸箕、垃圾桶、拖把或抹布。

使用扫帚打扫地板的步骤包括：取出扫帚，打扫地板，取出簸箕，将垃圾扫进簸箕，将垃圾倒进垃圾桶等。

使用拖把打扫地板的步骤包括：取出拖把，弄湿拖把，拧干拖把，拖地，清洁拖把等。

可以分析老年人在各个步骤进行过程中遇到的问题，再针对具体的问题采取相应的干预措施。

1. 训练前的准备

（1）如果经济条件许可，可以购买扫地机器人或吸尘器来打扫地板。

（2）轻质的扫帚和簸箕便于力量较弱的老年人使用。

（3）对于单手操作或弯腰困难的老年人，有时可以使用取物夹来夹取地板上的垃圾。

（4）可以选用加长柄的拖把、旋转桶拖把，降低清洁难度。

2. 改变做事的方式

（1）将垃圾扫进簸箕通常需要双手完成，对于只能使用单手操作的老年人来说，可以使用单足或双足固定簸箕，或将簸箕抵住墙或其他固定的物体，一只手将垃圾扫进簸箕。

（2）对于只能使用单手操作的老年人来说，清洁拖把时，可以先将拖把杆用身体的其他部分固定（如上半身、双足等），然后使用单手拧干拖把。

三、拨打电话训练

拨打电话的步骤包括：拿起电话，查找号码，拨号码键，电话交谈，挂断电话等。

（1）对于手指精细动作稍差的老年人，可以选用按键较大的电话。

（2）对于视力、记忆力较差或不能识字的老年人，可以对常用的电话设定快捷拨号代码，这样按一个号码键就可以自动拨打电话。

（3）座机应置于老年人容易拿取的位置，或使用手机，便于老年人随身携带。

（4）对于不能稳定地握持电话或有协调功能障碍的老年人，可以使用手机的免提功能或使用耳机进行电话交谈。

四、购物训练

传统的购物方式是到市场、集市或超市购物，其步骤通常包括：明确需要购买的物品，前往市场、集市或超市，挑选物品，有的物品需要称重，结账，离开等。

随着网络购物越来越普及，若老年人外出购物有困难，可以学习使用网络购物。

（1）对于记忆力较差的老年人，可事先将要购买的物品列出清单，按清单一一购买。

（2）若无法够到货架上的物品，可以寻求超市工作人员的帮助。

学习单元 4　休闲娱乐活动的训练

老年人能力评估师应利用评估收集的信息同老年人及其家属共同制订合适的干预介入计划，以最大程度地调动老年人的积极性，使其全面参与到康复治疗的过程中。

一、将休闲娱乐活动作为一种训练方式

当休闲娱乐活动作为一种治疗方法时，需要为老年人选择有乐趣的治疗性娱乐活动，从而调动他们的积极性，如麻将疗法等。同时，设计娱乐方式时，也要考虑对老年人而言是否存在不利因素，如对于有心脏病或有高血压的老年人不太适合情绪起伏太大的游戏。

二、将休闲娱乐活动作为目标

将休闲娱乐活动作为目标时，需要老年人主动地参与到休闲娱乐活动中去。例如，在适当的时间安排组织住院失能老年人进行时下流行的桌游活动。入选对象分为两类：一部分是较为年轻和比较活泼的老年人，另一部分是较为安静或沉默的老年人。在大家简单自我介绍后，主持人根据康复需求分配任务，需加强行走站立训练的老年人负责传递物资，需加强记忆力训练的老年人负责介绍游戏规则。社交的增加会降低老年人的孤独感与陌生感，增加其自我认同感。

培训课程 **2**

认知功能障碍康复

学习单元 1　认知功能障碍康复概述

认知功能障碍是脑损伤导致的大脑为解决问题而摄取、储存、整合和处理信息等基本功能出现异常的表现，病变部位不同，可有不同的表现。大脑两半球功能具有偏侧化。从总体上看：左半球主要负责语言能力，如语言、阅读、书写，以及数学和分析能力；右半球主要负责非词语性的能力，以形象思维为主，如旋律、空间认知等。大脑额叶病变时可引起记忆、注意和智能方面的障碍；顶叶病变时可引起空间辨别障碍、失用症、躯体失认、忽略症和体像障碍；枕叶病变时常引起视觉失认和皮质盲；颞叶病变时可引起听觉理解障碍和短期记忆障碍；范围广泛的大脑皮质损伤可出现全面的智能减退并且容易成为痴呆。

引起老年人认知障碍的常见疾病主要包括：脑血管意外、脑外伤、药物、酒精中毒、阿尔茨海默病、帕金森病等。根据认知功能障碍临床表现的不同，可以将其分为注意力障碍、记忆力障碍、推理能力降低、判断力差及交流障碍等不同的类型。

认知功能障碍的评估方式包括直接评估和间接评估。直接评估是给予老年人一定的任务，观察其表现，根据老年人的表现进行评估；间接评估是通过询问老年人或其亲近的人来获取老年人的信息进行评测。尽管直接评估比间接评估更可靠，但间接评估受躯体功能的影响较小。

学习单元 2　感觉障碍的康复

感觉障碍的康复主要包括感觉再教育、感觉脱敏治疗和代偿疗法。

一、感觉再教育

感觉再教育的目标在于教会老年人注意和理解各种感觉刺激，适用于感觉不完全缺损的老年人。

1. 基本原则

（1）感觉康复训练要与神经再生的时间相一致。

（2）每一项活动都应在有视觉反馈和无视觉反馈两种情况下进行。

（3）训练活动的难度要适当。

（4）感觉训练时要求环境安静无干扰。

（5）每次治疗时间不宜过长，一般为每次 10 ~ 15 min，每天 2 ~ 4 次。

2. 训练方法

（1）周围神经损伤

1）早期训练。训练移动触觉和固定触觉的正确定位。训练程序为睁眼→闭眼感受→再睁眼。

2）后期训练。当移动触觉和固定触觉被感知时即可开始。以恢复实体觉为目标，尤其适用于正中神经损伤的老年人。训练分为三个阶段：第一阶段识别物品形状；第二阶段识别物品质地；第三阶段识别日常生活用品。训练程序为闭眼→描述→睁眼→补充描述，促进触觉和视觉的整合。训练顺序为先健侧手，再患侧手。

（2）脑卒中后

1）感觉训练的内容应与感觉评估的结果相吻合。

2）感觉功能的训练不应与运动训练割裂，必须建立感觉→运动训练→体化的概念。

3）正确的感觉有赖于身体良好的位置、正常的肌肉张力与正确的运动方式。

4）提供不同的刺激物。

5）与日常生活活动相结合。

二、感觉脱敏治疗

感觉脱敏治疗主要用于感觉过敏，常见于周围神经损伤后。可通过以下几个阶段进行治疗。

1. 用石蜡、按摩等方法产生较轻柔的刺激。

2. 用小的按摩器、橡皮头持续按压，产生中等强度的刺激。

3. 用电振动器产生较强的刺激，并开始训练老年人识别各种材料的质地（如棉球、羊毛、毛刷、小豆等）。继续用电振动器刺激皮肤，并开始训练老年人识别物品。

三、代偿疗法

代偿疗法用于感觉完全消失或严重受损的老年人，其目的就是避免受伤。有如下几种方法。

1. 减少受压

定时翻身和变换体位，避免夹板的固定带或石膏过紧，避免接触锐利的物体等。

2. 避免过热或过冷

过热或过冷可使皮肤烫伤或冻伤。远离生活中的冷热源，避免受累部位接触过热或过冷的物体，洗浴之前需用感觉功能正常的肢体或温度计检查水温等。

3. 避免重复性的机械压力

可采用加粗工具把柄、变换工具等方式减少压力。

4. 避免感觉组织受压

学习单元3　知觉障碍的康复

一、躯体构图障碍的康复

1. 左右分辨障碍

（1）改善功能训练

在老年人注视下固定给一侧肢体以触觉和本体感觉刺激，反复使用包含左右的口令或进行与左右有关的活动等。

（2）功能适应性训练

制作标志物帮助老年人区别左右，在过程中避免对老年人使用带有"左"和"右"的口令。

2. 躯体失认

（1）改善功能训练

1）感觉整合疗法。把感觉输入与特定的运动反应联系在一起，如请老年人用自己的手或粗糙的毛巾摩擦身体的某一部位并说出该部位的名称，或模仿他人的动作，如用右手触摸左耳，将左手放在右膝上。

2）强化辨识训练。强化对老年人身体各部分及其相互间关系的认识。可按指令做动作，如"指出（或触摸）你的大腿"，或呼出指定身体部位名称，也可以练习"人体拼图"。

3）神经发育疗法。用手法和运动给予老年人触觉及运动刺激，鼓励老年人用双侧肢体或患肢进行活动，建立正常的姿势体位及运动模式，重建正常的身体模型。

（2）功能适应性训练

在日常生活中正确地进行提示。例如，老年人知道器官的功能，但不能辨认器官或器官部位间的关系时，可用言语暗示，如让老年人举手时说"请举起你拿东西的手"。

3. 手指失认

（1）改善功能训练

1）感觉整合疗法。增加手指皮肤触觉和压觉输入，如使用粗糙的毛巾用力摩擦患侧前臂的腹侧面、手掌、手指指腹，抓握用硬纸板做成的圆锥体，向手掌施加压力并在手掌中移动产生摩擦感；可进行按键、弹琴等活动。注意刺激不能引起老年人明显不适，以免引起防卫反应。

2）手指辨认训练。按指令辨认手指图案、老年人本人或他人的手指。

3）ADL 训练。进行与手指功能相关的功能训练，如使用勺子进食、更衣训练等。

（2）功能适应性训练

手指失认一般不影响手的实用性，严重者可影响手指的灵巧度，从而影响相关的活动能力，如系纽扣、系鞋带、打字等，此时应提供老年人相应的代偿方法。

二、失认症的康复

1. 视觉失认

（1）改善功能训练

进行各种识别训练，如让物体失认的老年人反复识别常用品、必需品。也可在训练中给予老年人非语言的感觉运动指导，如通过梳头来辨识梳子。对于面容失认的老年人，可反复用家人、亲属、朋友、名人等的照片，并借助语言提示进行辨识，找出照片与名字之间的联系，或从不同场景、不同角度、与不同人合影的照片中寻找熟悉的人，或将某人的照片按年龄顺序进行排列，以帮助其比较辨认。也可用色卡让颜色失认的老年人进行命名和辨别颜色的练习。

（2）功能适应性训练

鼓励老年人多使用视觉外的正常感觉输入方式，如教会面容失认的老年人利用面容以外的特征，如声音、发型、身高、步态、服装等进行辨认。调整生活环境，可通过在物品上贴标签，或把不能识别的人物名字写在其不同拍摄角度和光线的面部照片上的训练进行改善。

2. 触觉失认

（1）改善功能训练

1）感觉刺激。用粗糙的物品沿老年人的手指向指尖移动进行触觉摩擦刺激，用手掌握锥形体刺激压觉感受器进行压力刺激。摩擦刺激和压力刺激交替进行。

2）辨识训练。让老年人闭目用手感觉和分辨不同质地的材料，如砂纸、丝绸、毛巾等，强调老年人把注意力集中在体会物品特征上。

（2）功能适应性训练

利用视觉或健侧手的感觉帮助老年人患肢进行感知，重视对物体的形状、材料、温度等特质的体验。让老年人了解触觉失认在日常生活中的潜在危险性（如在厨房等场所的生活活动），避免产生损伤。

3. 单侧空间忽略

（1）改善功能训练

1）视觉搜索训练。在桌面上放硬币或积木让老年人逐一捡起或数数，给图画涂色、拼图、划消指定的字母、数字、文字、形状等。训练要由易到难，即从线到面、从小范围到大范围、从空间连续性搜索到在各个方向的不连续的、大幅度的搜索。搜索目标的数量可由少到多，搜索速度可由慢到快，还要在不同环境中分阶段进行搜索，并注意在日常生活中使用。

2）感觉刺激。对老年人患侧肢体皮肤进行冷、热、触觉刺激；向老年人患侧翻身，在仰卧位向两侧的重心转移；用老年人患侧肢或双手交叉进行跨越中线的训练等；坐位及站立平衡；在地面上贴胶带纸，使老年人患侧脚踩在胶带纸上进行步行训练等。

（2）功能适应性训练

1）功能代偿。提醒老年人进食时勿忘吃对侧的食物，穿衣、修饰时使用姿势镜。把患侧的轮椅手闸的手柄加长并做上标记，患侧足踏板涂上颜色或做标记等。重度偏瘫的老年人在进行站立、步行练习时应使用腰带保护，以防其跌倒。

2）生活环境调整。书本、餐桌上或楼道的左侧用红线做上标志；老年人进餐时与其他人使用颜色不同的餐具；老年人所需物品放在老年人能注意到的空间范围，指导老年人家属在日常生活中给予其提示。

三、失用症的康复

1. 运动性失用

（1）改善功能训练

1）活动前先给予老年人患侧肢体本体感觉、触觉、运动觉刺激。

2）在训练中给予老年人暗示、提醒或亲手教导，在老年人症状改善后逐渐减少提示，并逐步加入复杂动作。

（2）功能适应性训练

在训练过程中应尽量减少口头指令。

2. 意念运动性失用

（1）改善功能训练

1）在治疗前及治疗中给予老年人患侧肢体以触觉、本体感觉和运动觉刺激，加强正常运动模式和运动计划的输出。

2）对于老年人动作笨拙和动作异常的情况，尽量不要用语言来纠正，而应握住老年人的手帮助其完成训练，并随着老年人动作的改善逐渐减少辅助量。

3）训练前先让老年人进行想象或观摩，即让老年人在头脑中以流畅、精确和协调的运动模式想象，或观看他人演示一套完整的动作后，再开始尝试训练。

（2）功能适应性训练

1）训练时不宜将活动分解，而应尽量使老年人的活动流畅，如站起训练时只给予"站起来"的口令。

2）ADL训练尽可能在与生活近似的时间、地点和场景进行，如早晨在房间让老年人进行穿衣训练。

3. 意念性失用

（1）改善功能训练

1）故事图片排序练习。如摆放5张或6张卡片，要求老年人按正确的顺序排列起来，并组成一段情节或短故事，而后逐渐增加故事情节的复杂性。

2）把某项ADL活动分解为若干步骤练习，逐步串联起来完成一整套系列动作，如把穿衣服的动作分解为：拿起衣服→整理好衣服位置→先穿左侧或右侧→系好扣子等。

3）让老年人大声说出活动步骤，逐渐变为低声重复，直至默念。若不能通过描述活动顺序来促进老年人运动改善时，应回避口头提示而采用视觉或触觉提示。

（2）功能适应性训练

应选用动作简化或步骤少的代偿方式，如使用松紧腰带裤、松紧口鞋、弹力鞋带等。慎重选择需较高水平运动计划能力的自助具，如系扣器、单手开启器等。

4. 结构性失用

（1）改善功能训练

1）复制训练。用火柴棍、木钉盘、几何拼图或图画拼图进行复制训练，可从简单的图形或熟悉的人、动物或物品开始训练。

2）ADL训练。如做饭、摆餐具、组装家具、裁剪衣服等。

（2）功能适应性训练

1）应用逆向链接进行辅助，即让老年人完成已经部分完成的活动，如摆餐具时先摆好筷子、杯子，然后让老年人完成其他餐具摆放。

2）对动作成分进行分析，在老年人完成困难的环节向其提供辅助。也可先让老年人完成部分活动，再完成全面的活动。

5. 穿衣失用

（1）改善功能训练

在穿衣前让老年人用手感觉衣服的质地、重量等。在穿衣过程中给予老年人语言和视觉提示，如在某个步骤老年人出现停顿或困难时，可重新给予提示。也可以教给老年人一套固定的穿衣方法，令其反复练习，掌握要领。还可利用录音机或口述提示老年人穿衣的先后顺序。

（2）功能适应性训练

教会老年人根据商标或做标记区分衣服的不同部位，如用不同的颜色区别衣服的上下左右。每次系扣时从最下面的扣子和扣眼开始系，或将每对扣子和扣眼做不同的标记，以便于老年人识别。

学习单元 4　注意障碍的康复

一、信息处理训练

1. 兴趣法

用老年人感兴趣或熟悉的活动刺激其注意力，如使用计算机游戏、专门编制的软件或虚拟应用程序等。

2. 示范法

向老年人示范训练动作，并用语言提示他们，以多种感觉方式将要做的训练展现在老年人眼前，这样有助于老年人了解让他们集中注意的信息。例如，打太极拳，一边让老年人看到刚柔共济、舒展流畅的动作视频示范，一边抑扬顿挫地讲解动作要领，使老年人视觉、听觉都调动起来，加强其注意力。

3. 奖赏法

用词语称赞或其他强化刺激增加所希望老年人注意行为出现的频率和持续的时间，希望老年人注意的反应出现之后，应立即给予其奖励。临床上常用的代币法就是一种奖赏方法。

4. 电话交谈

在电话中交谈比面对面谈话更容易集中老年人的注意力，这是由于电话提供的刺激更专一。因此应鼓励不与老年人同住的家属、亲友和朋友打电话给老年人聊天，特别是聊他所感兴趣的话题。

二、以技术为基础的训练

以技术为基础的训练有很多，如猜测游戏训练、删除训练、时间感训练、数目顺序训练等训练方法，这里不再一一展开来介绍。

三、分类训练

分类训练可以纸笔练习的形式进行，要求老年人按指示完成功课纸上的练习，或对录音带、计算机中的指示做出适当反应。

1. 连续性注意训练

可给予老年人动听悦耳的音乐予以声音刺激，或进行需要大量精神控制和信息处理的竞赛性活动，如击鼓传球游戏等。

2. 选择性注意训练

在活动中，将引起老年人注意力分散或与注意力无关的信息合并以增加干扰，达到强化老年人注意选择的目的。例如，在删除训练中，遮盖住容易引起老年人注意力分散的图样，或播放有背景噪声的磁带，让老年人找出听到的重要内容。

3. 交替性注意训练

交替性注意训练，如先删除偶数后删除奇数、将纸牌按不同颜色分类、正在看报纸时要求其接听电话、看电视时将频道间隔一定时间更换一次等。

4. 分别性注意训练

让老年人听写是较好的分别性注意训练的方法，如在穿衣训练时同老年人谈论时事。训练时应注意，根据注意障碍成分的不同，应分清轻重缓急，精心设计与安排。该训练原则上应每天进行。

学习单元5　记忆障碍的康复

一、内在记忆辅助

1. 复述

要求老年人无声或大声重复要记住的信息，内容可为数字、名字、词汇、图形或地址等项目。复述应与检查相结合，循环往复以提高信息储存的能力。随着老年人记忆的进步，可逐渐增加刺激与回忆的间隔时间来检验信息保持的时间。

2. 助记术

助记术有图像法、层叠法、联想法、故事法、现场法、倒叙法、关键词法等，这里不一一展开介绍。

3. PQRST 练习法

（1）P（preview）。浏览阅读材料的大概内容。

（2）Q（question）。就有关内容向老年人进行提问。

（3）R（read）。让老年人仔细阅读。

（4）S（state）。让老年人复述阅读内容。

（5）T（test）。通过回答问题检查老年人是否理解并记住了有关信息。

4. 建立活动常规

要培养老年人养成良好的生活习惯，如老年人总是记不住手表放在哪儿了，则摘下手表时就将其放在固定的地方，如固定放在床头柜。反复多次，使老年人学会将这个固定的地方和"我的手表在哪里"联系在一起，以后每当要找手表时，就从床头柜上去取表。

二、外在记忆辅助

利用身体外在辅助物品或提示来帮助有记忆障碍的老年人。该训练应逐步进行，在训练开始阶段，允许在他人的帮助下启动使用某种辅助用品。经过训练，逐渐过渡到老年人能自己独立主动启动使用该辅助工具。

常用的辅助工具可分为：储存类工具，如笔记本、录音机、时间安排表、计算机等；提示类工具，如手机、报时手表、定时器、闹钟、日历、标志性贴纸等。

三、调整环境

调整环境主要是为了减轻老年人记忆负荷，通过环境的重建，满足他们日常生活的需求。如家用电器的安全，通常使用的电水壶、电炊具、电灯等，可安置隔一段时间可自动关闭的装置，避免有记忆障碍的老年人使用时出现危险。又如，避免常用物品遗失，可把眼镜架系上线绳挂在脖子上，把手机、电子助记产品别在腰带上。再如，简化环境，物品放置井井有条，突出要记住的事物。将重要的物品，如笔记本、钱包、钥匙、雨具放在室内显眼固定的地方，如放在进出家门必经的位置。每次用过物品后将其放置在原来固定位置，如将辅助记忆的笔记本固定放在床头柜上等。

培训课程 3

中西医结合康复

学习单元 1　中西医结合康复概述

一、定义

中西医结合康复强调有机地应用中医和西医两种医学体系的方法和措施，改善老年人身心状态，消除或减轻病、伤、残老年人的身、心、社会功能障碍，达到或保持生理、感官、智力精神和（或）社会功能上的正常水平，从而促进老年人重返社会和家庭，提高其生存质量和幸福感。

二、内涵

中西医结合康复医学具有跨学科和跨文化的特点，秉承了以人为本的思想，尊重生命个体特性，特别重视中华优秀传统文化与康复的融合，和谐的内在和外在共存是宗旨，功能与状态的有机结合是关键。21 世纪医学所追求的已不仅是"更好地治病"，而是"让人生活得更健康"，现代医学越来越重视生存质量、残疾调整预期寿命及残疾调整生命年等理念，把治疗（cure）与照料（care）放到同等重要地位。帮助人们平和、安详地死去，追求幸福的生存质量等，已经作为医学目标体系的组成部分。中西医结合康复，特别重视吸收和应用中华优秀传统文化和中医学的观念，把握整体状态，促进功能恢复，改善生命内在和自然外在的和谐关系，促进生命的整体和谐，实现人们医疗、教育、社会和职业的全面康复。

三、中西医结合康复的核心观念——功能和状态

目前，西医康复医学体系以"功能观"为核心，形成功能评价—功能训练的理论和技术体系，围绕"功能"开展系统康复医学评估、训练和临床治疗。

中医康复体系源自古代，创新于现代。创新提炼出"状态观"核心理念。状态是在人体生命过程中，在内外因素作用下人体内部与外部复杂关系的联系总和。中医辨证论治的"证"，用系统科学的语言来说，就是状态的一种。状态概念与中医的"证"类似，但状态的内涵除了包含"病证"概念以外，还包括人体非病态的生理特点和整个生命过程中的各种身心关系的整体特征。

状态治疗主要包含传统功法治疗、针灸推拿治疗、饮食疗法和呼吸疗法等，以下逐一介绍。

学习单元 2　传统功法治疗

一、八段锦

八段锦据传出自中国民间传说"八仙"中的汉钟离，由吕洞宾刻画在石壁上得以流传，马王堆汉墓的导引图被学术界看作与八段锦有着密切的渊源。

宋代，八段锦的体式已经有坐式和立式两种，立式八段锦后来形成了很多流派，并得到广泛传播。清朝末年，人们首次把八段锦编辑成一个完整的套路，并绘制图像，其歌诀概括了八段锦的动作做法和锻炼目的，具体如下。

双手托天理三焦，左右开弓似射雕。

调理脾胃须单举，五劳七伤往后瞧。

摇头摆尾去心火，两手攀足固肾腰。

攒拳怒目增气力，背后七颠百病消。

健身气功八段锦属于有氧代谢运动，它安全可靠，运动强度和动作编排次序符合运动生理学规律。八段锦的功法特点主要体现在以下三个方面。

1. 柔和缓慢，圆活连贯

"柔和"是指动作不僵不拘，轻松自如，舒展大方。

"缓慢"则要求身体重心平稳，虚实分明，轻飘徐缓。

"圆活"指的是动作路线带有弧形，不起棱角，不直来直去，节节贯穿，符合人体各关节自然弯曲的状态。

"连贯"是要求动作的虚实变化和姿势的转换衔接不僵不滞，速度均匀，无停顿断续之处。

2. 松紧结合，动静相兼

"松"是指精神与形体两方面的放松。精神的放松主要是解除心理和生理上的紧张状态；形体上的放松是指关节、肌肉及脏腑的放松。放松是由内到外、由浅到深的一个锻炼过程，使意念、形体、呼吸轻松舒适无紧张之感。

"紧"是指练习中适当用力，且缓慢进行。"紧"在练习中只在一瞬间，而放松则要求贯穿练习的始终。

这里的"动"与"静"主要是指身体动作的外在表现。

"动"是指在意念的引导下，使动作轻灵活泼、节节贯穿、舒适自然。

"静"是指在练习中在动作的节分处做到沉稳，特别是在前面所讲八个动作的缓慢用力之处，从外观上看要略有停顿，但实际内劲没有停，肌肉继续用力，保持牵引抻拉。只有适当的用力和延长作用时间，才能使相应的部位受到一定强度的刺激，提高锻炼的效果。

松紧结合、动静相兼是健身气功八段锦的主要风格特点，在练习中应仔细揣摩，认真体会。

3. 神与形合，气寓其中

"神"是指人体的精神状态和正常的意识活动。

"形"是指人的形体运动。

神与形是不可分割、相互联系、互相促进的一个整体。在练习健身气功八段锦时就要求做到意动形随、神形兼备。

"气寓其中"是指通过精神的修养和形体的锻炼，可促进气在体内的运行，达到强身健体的功效。

二、易筋经

1. 易筋经的特点

易筋经练习要求：精神放松，形意合一；呼吸自然，贯穿始终；刚柔相济，虚实相兼；循序渐进，以人为本。易筋经是一种健身的好方法，此练习可使神、体、气三者，即人的精神、形体和气息有效结合起来，经过循序渐进，持之以恒的锻炼，从而使五脏六腑和全身经脉得到充分调理，进而达到保健强身，防病治病，抵御早衰，延年益寿的目的。

2. 动作要领

第一势：韦驮捧杵

立身期正直，环拱手当胸。气定神皆敛，心澄貌亦恭。

第二势：横担降魔杵

足趾柱地，两手平开，心平气静，目瞪口呆。

第三势：掌托天门

掌托天门自上视，足尖着地立身端，力周髋胁浑如植，咬紧牙关莫放宽，舌下生津将腭抵，鼻中调息觉心安，两拳缓缓收回处，弛力还将挟重看。

第四势：摘星换斗

只手擎天掌复头，更从求内注双眸，鼻吸口呼频调息，两手轮回左右伴。

第五势：倒曳九牛尾

两腿前弓后箭，小腹运气空松。用意存于两膀，擒拿内视双瞳。

第六势：出爪亮翅

挺身兼符目，推宙望月来，排山还海汐，随息七徘徊。

第七势：九鬼拔马刀

侧首屈肱，抱头拔耳，右腋开阳，左阴闭死，右撼昆仑，左贴胛膂，左右抢回，直身攀举。

第八势：三盘落地

上腭抵尖舌，张眸又咬牙，开裆骑马式，双手按兼拿，两掌翻阳起，千斤仿佛加，口呼鼻吸气，蹲足莫稍斜。

第九势：青龙探爪

青龙探爪，左从右出，左掌纠行，蜷傍胁部，右爪乘风，云门左露，气周肩背，扭腰转腹，调息微嘘，龙降虎伏。

第十势：卧虎扑食

两足分蹲身似倾，左弓右箭腿相更，昂头胸作探前势，翘尾朝天调换行，呼吸调匀均出入，指尖着地赖支撑，还将腰背偃低下，顺势收身复立平。

第十一势：打躬击鼓

两掌持后脑，躬腰至膝前，头垂探胯下，口紧咬牙关，舌尖微抵腭，两肘对平弯，掩耳鸣天鼓，八音奏管弦。

第十二势：掉尾摇头

膝直膀伸，推手及地，瞪目摇头，凝神一志，直起顿足，伸肱直臂，左右七次，功课完毕，祛病延年，无上三昧。

3. 注意事项

易筋经气感强，收效快，尤其是内外兼修，身心同养，性命双修，具有御邪疗疾，延年益寿，开发潜能的功效。从中医研究的角度看，易筋经以中医经络走向和气血运行来指导气息的升降，在身体曲折旋转和手足推挽开合过程中，人体气血流通，关窍通利，从而达到祛病强身的目的。按现代医学观点来看，练习易筋经，会使人体血液循环通畅，从而改善人体的内脏功能，推迟衰老。

易筋经运动量较大，动作难度较高，体质较弱者可量力而行，有选择地操练其中几势或减少每势操练次数。心脑血管和哮喘病发作期间忌用。

在练习中，动作幅度以及难度应因人而异。尤其是患有高血压以及颈椎病、腰椎病等的老年人，应循序渐进，动作缓慢，幅度由小到大。

学习单元 3　针灸推拿治疗

一、针灸治疗

针灸治疗是在中医基础理论和经络学说的指导下，利用针刺疗法和灸法来进行康复治疗的方法。针灸疗法是中医康复治疗技术中的重要组成部分，临床诊断时，要仔细辨别病变的经脉之所在；临床治疗时，需要更精确、有针对性地调整相关经脉。张仲景曾经说过："凡欲和汤合药，针灸之法，宜应精思，必通十二经脉，辨三百六十孔穴，荣卫气行，知病所在，宜治之法，不可不通。"

在运用针灸治疗疾病时，治疗方法多种多样，但从总体上把握针灸的治疗原则具有化繁就简的重要意义。针灸治疗原则可概括为清热温寒、补虚泻实、治病求本和三因制宜。针刺多用于泻实，艾灸多用于补虚。

二、推拿治疗

推拿治疗是在中医基础理论和经络学说的指导下，通过手、肘或辅助器械等在人体体表一定部位施以各种手法，达到治疗疾病、促进康复的一种治疗手法。

1. 治疗原则

（1）扶正祛邪

"虚则补之，实则泻之"，在推拿治疗的过程中通过补虚泻实等手法调整脏腑阴阳、调和气血，提高机体的抵抗力，从而达到祛除病邪、促进康复的目的。

（2）治病求本

"治病必求于本"，疾病的临床表现是多种多样的，必须从复杂多变的疾病现象中抓住疾病的本质，方可确立正确的治疗方法，达到祛除病邪的目的。

（3）三因制宜

治疗疾病时要根据老年人的体质、年龄及季节、气候等选择相应的治疗方法，如踩跷法不宜于体质虚弱的老年人。

2. 注意事项

（1）推拿强度

应根据老年人的年龄、体质、病证虚实及耐受能力，选择合适的推拿方法及强度，才能取得良好的效果。一般情况下，推拿手法应先轻柔缓和，然后逐渐用力，并持续一段时间后再减轻力度。

（2）推拿顺序

推拿肢体时，一般从近端开始，逐渐向远端移动；推拿躯干部位时，一般从有症状部位的外周开始，逐渐移向患处。

（3）禁忌证

患有骨折，局部皮肤、软组织或关节感染，开放性伤口、急性软组织损伤、急性传染病、血液病、严重感染、恶性肿瘤等疾病的老年人禁用推拿治疗。

学习单元4 饮食疗法

一、饮食疗法的概述

饮食是人体营养的主要来源，是维持人的生命活动的必要条件。饮食疗法是指有针对性地选择食品的品种，调节饮食的质量，以促进人体身心康复的方法。

饮食疗法起源于"药食同源"思想。《黄帝内经》对食疗评价甚高，如"大毒治病，十去其六；常毒治病，十去其七；小毒治病，十去其八；无毒治病，十去其九；谷肉果菜，食养尽之，无使过之，伤其正也。"这可称为最早的食疗原则。

二、饮食疗法常见用法

1. 补益正气类

该类饮食方能补益人体气血阴阳之不足，有抗衰益寿的作用，适用于久病体虚，正气不足者。补气的有糯米大枣莲子粥、黄芪粥、人参酒、茯苓酒等；补血的有红枣黑木耳汤、当归黄芪鸡、花生炖猪蹄、乌发蜜膏、龙眼羹、地黄酒等；补阴的有补肾鳖肉汤、清蒸甲鱼、天门冬膏、乌鸡酒；补阳的有冬虫夏草鸭、苁蓉羊肉粥、白羊肾羹、海马酒、对虾酒等。

2. 健脾和胃类

该类饮食方能充养后天之本，气血生化之源，益于脾胃虚弱者，如珠玉二宝粥、栗子粥、山药粥、荔枝粥、八珍糕、鲫鱼羹、益脾饼等。

3. 生津止渴类

该类饮食方有滋阴润燥、清热除烦、生津止渴之效，多适用于消渴老年人的康复，如猪胰汤、五汁饮、苦瓜蚌肉汤、清蒸鲫鱼等。

4. 养心健脑类

该类饮食方有养心安神、健脑益智之效，适用于夜寐不安、健忘等，如甘麦大枣汤、桂圆莲子粥、磁石粥、核桃仁粥、玉灵膏、玫瑰花烤羊心、黄酒核桃泥汤等。

5. 化湿利水，除痹止痛类

该类饮食方有化湿利水、通淋泄浊、祛湿行气止痛之效。其中化湿利水、通淋泄浊适用于水湿泛溢之证，如鲫鱼汤、泥鳅炖豆腐等；祛湿行气止痛主要适用于风寒湿痹，关节不利者，如防风粥、木瓜汤、五加皮酒、薏苡仁酒等。

6. 止咳、祛痰、平喘类

该类饮食方有宣肺止咳、祛痰、降气、平喘之效，如川贝酿梨、姜汁杏仁猪肺汤、银耳羹、五味子汤、枇杷叶粥等。

7. 润燥通便，导滞除满类

该类饮食方有润肠通便、消食导滞、开郁除满之效，如菠菜粥、五香槟榔、釜底抽薪蜜、硝菔通结汤等。

8. 温肾固涩类

该类饮食方有温肾固涩之效，适用于肾虚失藏、精关不固者的康复，如芡实粉粥、山萸肉粥、金樱子粥、炒黄面等。

9. 行气活血类

该类饮食方有行气活血、化瘀通络之效，适用于心血瘀阻之胸痹、中风后遗症等疾病的康复，如桃红粥、山楂粥、桃仁墨鱼、薤白粥、丹参酒、红花酒等。

10. 潜阳息风类

该类饮食方有平肝潜阳息风之效，适用于肝阳上亢者，如菊花粥、荷叶粥、夏枯草煲猪肉、葵花籽汁、鲜芹菜汁等。

学习单元5　呼吸疗法

一、腹式呼吸疗法

应用最为广泛的为腹式呼吸疗法。所谓腹式呼吸疗法是指吸气时让腹部凸起，让空气充满肺部和腹部；吐气时压缩腹部，使之凹入的呼吸法。

该疗法能够很好地扩大肺活量，改善心肌功能；能使胸廓得到最大限度的扩张，使肺部的肺泡得以伸缩，让更多的氧气进入肺部，改善心肌功能；能减少肺部感染，尤其是减少肺炎发生；能改善腹部脏器功能；能改善脾胃功能，有利于舒肝利胆，促进胆汁分泌；能通过降低腹压而降血压，对高血压、糖尿病患者很有裨益；对安神益智有好处。

二、腹式呼吸操作方法

开始吸气时全身用力，此时肺部及腹部会充满空气而鼓起，但还不能停止，仍然要使尽力气来持续吸气，不管有没有吸进空气，然后屏住气息4 s，此时身体会感到紧张，接着利用8~10 s的时间缓缓地将气吐出。吐气时宜慢且长，而且不要中断。做完几次前述呼吸方式后，不但不会感到不舒服，反而会有一种舒畅的快感。

腹式呼吸四字诀：深、长、细、匀。

呼吸吐纳六字诀：嘘（xū 肝）、呵（hē 心）、呼（hū 脾）、呬（sī 肺）、吹（chuī 肾）、嘻（xǐ 三焦）。

三、注意事项

第一，呼吸要深长而缓慢。

第二，用鼻呼吸，而不用口。

第三，一呼一吸掌握在 15 s 左右。即深吸气（鼓起肚子）3~5 s，屏息 1 s，然后缓慢呼气（回缩肚子）8 s，屏息 4 s。

第四，每次 15 min，能做 30 min 更好。

第五，身体好的人，屏息时间可延长，呼吸节奏尽量放慢加深。身体差的人，可以不屏息，但气要吸足。每天练习 1~2 次，坐式、卧式、走式、跑式皆可，练到微热微汗即可。腹部尽量做到鼓起缩回 50~100 次。呼吸过程中如有口津溢出，可徐徐下咽。

总之，人靠呼吸存活，呼吸停止人马上就会死亡。然而绝大多数人大都只会浅呼吸（胸式呼吸），因此只使用到肺的 1/3，另外 2/3 的肺都沉积着旧空气。如果运用腹式呼吸法（呼吸意识化），肺就能够完全被使用。腹式呼吸能够让体内充分锻炼取得气的功能，同时也能摄取足够的氧气。如此一来，既可净化血液，更能促进脑细胞活性化。

培训课程 ④

听力障碍的康复

学习单元1 听力障碍的概述

一、听力障碍

听力障碍是全球流行最广的感觉器官致残性疾病，也是我国所有致残疾病中的首位病因。听力障碍是指听觉系统的传导、感音以及对声音综合分析等功能异常导致听觉障碍或听力减退。听力学中听力的轻度减退称作重听，重度称为聋。老年性耳聋是随着年龄增长而渐进性加重的感音神经性耳聋。

在我国60岁以上人群中，听力障碍者可达六成。由于声音信号"稍纵即逝"的特性，老年性耳聋带来的障碍远比"老花眼"更难克服。老年性耳聋可使老年人产生社交障碍，导致孤独感，进而出现焦虑、烦躁、易怒甚至抑郁等心理问题，老年人会逐渐变得不愿意交流，社会活动减少，逐渐成为家庭或社会"边缘人"，甚至出现"痴呆"。更为严峻的是，随着我国人口老龄化的加剧，老年性耳聋患者数量急剧增加，对此我们必须高度重视。

二、老年听力障碍发病原因

老年性耳聋的易感因素较多，除遗传因素外，很多系统性疾病如甲状腺功能减退、糖尿病、高脂血症、心血管疾病等，以及环境噪声、耳毒性药物等因素都可引起内耳毛细胞损伤及听觉神经变性，导致不同程度的听力下降，从而诱发并加速老年性耳聋的发生。

因为目前尚无有效办法使听感觉细胞再生，故感音神经性耳聋一般是不可逆的。

三、老年听力障碍的表现形式

老年性耳聋早期表现为高频听力下降，老年人往往无自觉症状。在全身情况基本正常的老年人群中，仅 50% 左右的老年人能够正确评估自我听力情况，往往误以为"世界本来就如此安静"。如果长期不进行干预，待到听觉器官已经发生不可逆的退行性变后，就会更难康复。

一般老年听力障碍有以下特征。

1. 只闻其声，不懂其意，说话总打岔。老年人能听到声音，知道有人在说话，但是对语言的理解能力不好，会听不明白，所以他会要求你说第二遍、第三遍，还会总打岔，严重影响与他人的交流。

2. 声音小了听不见，声音大了又嫌吵。由于老年性耳聋是神经性的，听力受损的老年人对声音的耐受阈值会发生变化，与正常人有很大的不同，声音小了达不到阈值，会听不见，声音大了达到或超过阈值了，会不能耐受，觉得很吵。

3. 对个别声音过敏，一些正常音量的声音对老年人来说会觉得听起来难受，所以他们往往不想待在嘈杂的环境中，更喜欢较为安静的环境。

四、老年听力障碍的危害

很多患有老年性耳聋的老年人出现听力下降后，没有及时就医治疗，未得到有效的听力补偿，长此以往会对老年人的身心健康产生很严重的影响。

由于总是听不清、听不懂别人说话，交流时还总打岔，老年人会担心被嘲笑、给别人添麻烦，慢慢地便不愿意与他人交流了，把自己封闭起来，变得孤独、焦虑、烦躁，同时很容易引发阿尔茨海默病（听力受损的老年人得阿尔茨海默病的比例明显高于听力正常的老年人）。

所以，要正确认识，老年性耳聋是一个正常的生理现象，目前无论是预防方面，还是治疗方面，都有很多手段应对老年性耳聋，老年人是有重返有声世界的可能的。

学习单元 2　听力障碍的康复

老年性耳聋的听觉康复对于老年人生活质量的改善至关重要，佩戴助听器和电子耳蜗植入是老年性耳聋听力康复的两种主要方法。

一、助听器的验配

助听器属于声学助听器，其基本原理是将声音音量放大，利用老年人残余的听力听到外界声音。随着计算机技术及数字化技术的日新月异，助听器的功能不断迭代升级，数字助听器在听力康复领域中已经发挥主导作用。

佩戴助听器是改善中重度感音神经性耳聋老年人听觉障碍的主要方法之一，也是大部分患有老年性耳聋的老年人的首要选择。患有老年性耳聋的老年人的助听器验配具有其自身的特点，需要规范的残余听力评估、程序调试等操作。尤其是许多患有老年性耳聋的老年人都有"重振现象"，听稍强声时，感觉耳朵受不了刺激，而对于稍弱的声音又听不清。此时需采用遵照聋耳重振的特性来调配助听器程序，包括具备自动增益控制的功能，提高佩戴舒适度。

得益于工业技术的进步，对于患有老年性耳聋的老年人常伴有的耳鸣症状，也有望通过助听技术进行抑制。目前还可以通过蓝牙技术和无线网络连接，将助听器与日常无线传输的设备连接起来，如通过家庭无线网络与手机、电视、音响进行连接。

1. 助听器适配训练

当判断老年人可进行助听器适配之后，应进行听力康复训练（四周训练法），具体如下。

第一周：先在安静的环境中使用，主要待在家中，每天佩戴助听器 1~2 h 来重新熟悉和分辨各种声音。

第二周：可以佩戴助听器到户外比较安静的地方，在这一阶段，每天可适当延长佩戴助听器的时间。

第三周：可以佩戴助听器走入公共场所，每次交谈时间不宜太长，否则可能会产生听觉疲劳现象。

第四周：除了晚上睡眠时间或洗头、洗澡等，可整天佩戴助听器。

2. 老年人助听器适配后的听力康复训练注意事项

（1）告诉老年人佩戴助听器后听清每个字是困难的，只要能交流就不必追求 100% 的言语识别率。

（2）决心与耐心是取得良好助听效果的保障。

（3）因助听器的声音与原听到的声音有差异，所以要适应一段时间，开始时可每天佩戴 1～2 h，3 个月后逐步递增佩戴时间，能听清自己讲话声和室外声后可以多和人交谈，直到可整天佩戴为止。

（4）老年人聋耳长期处于安静状态，佩戴助听器后一旦听到外界各种声音，一时不能适应，因此不要一下子接触噪声较大的环境，要先在安静环境下使用助听器，适应后再接触噪声环境。同时要学会集中精力去听想要听的内容，把要听的内容从背景声音中提取出来。

（5）初次佩戴助听器后听自己的声音要比听外界声音的音量大，有时甚至听不清自己的声音，应每天自己练习朗读，控制发音。

（6）老年人听力下降时间越长，在噪声环境中聆听语言的功能就缺失得越多，需要再次学习这种能力。

（7）在众多人交谈的环境中，应只集中听一位讲话者的声音，并尽可能接近他，不要因为要求与别人近距离交谈而害羞。

（8）经过一段时间训练后，再去听电台与电视台的播音，因为这些复制声不是自然声，语速也快，只要能听懂讲话的内容即可。

二、人工耳蜗植入术

对于包括老年性耳聋在内的重度或极重度感音耳聋，助听器将不能提供有效帮助，此时，最佳的治疗选择是植入人工耳蜗。人工耳蜗是一种电子装置，由体外机以及手术植入的体内机两部分组成，通过它可以直接激活听神经而重建听觉。

随着我国经济水平逐步提高和健康观念的更新，部分医疗发达地区已经开展老年性耳聋人工耳蜗植入术。患老年性耳聋的老年人接受人工耳蜗植入术后，听力及言语识别率有明显提高，生活质量明显改善。

由于人工耳蜗的工作原理不同于助听器，它需要一个"听觉康复"的学习过程。尤其在植入人工耳蜗的前半年，需要进行听觉言语训练，促成大脑听觉中枢功能再形成。在此过程中，家人支持是患老年性耳聋的老年人人工耳蜗植入能否取得成功的重要因素之一。人工耳蜗植入的术前咨询，不仅针对患老年性耳聋的老年人本人，还包括其家庭成员，因此家庭成员全程积极参与至关重要。

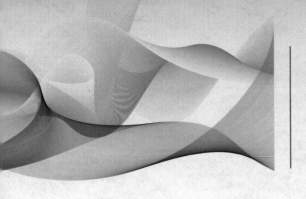

职业模块 5

老年人能力评估
其他相关知识

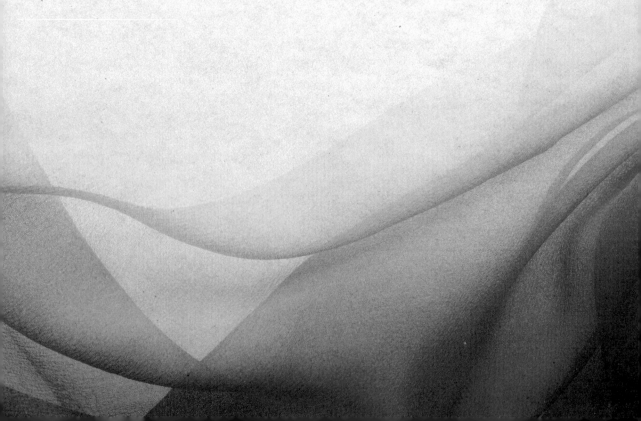

培训课程 ① 老年心理学相关知识

学习单元 1　老年心理学基础与应用

一、老年心理学基础

1. 心理的概念

（1）心理的组成部分

心理包括人们的认识过程、情感过程、意志过程和人格特点。

1）认识过程。是人们接触外部世界，从中吸收知识信息并形成自己思考的过程；包括感觉、知觉、记忆、思维、想象等要素。其中，感觉是最初级的认识过程，通过感觉器官认知客观事物的属性，如颜色、声音、软硬、粗细、重量、温度、味道、气味等。知觉则是对同一事物各种感觉的结合，能形成对事物整体的认识。记忆包括人脑对经验过事物的识记、保持、再现或再认等环节，这几个环节相互联系、相互制约。思维是以感知为基础而又超越感知的认知活动，包括逻辑思维、形象思维、灵感思维等。想象则是特殊的思维形式，是人在头脑里对已储存的表象进行加工改造，形成新形象的心理过程。

2）情感过程。是人们感知和体验丰富多彩的情感的过程，喜、怒、哀、乐等情绪体验都是人们的情感过程体现。情绪情感反应还会引起人体的很多生理变化。比如人逢喜事而兴奋时心跳会显著加速、血压上升；感到紧张不安而情绪激动时有些人会感到肠胃不适；有的老年人发怒时很容易感到头疼。

3）意志过程。是人自觉地确定目的，并支配行动去克服困难以实现预定目的的心理过程。在此过程中，人们需要思考"我该怎么办""应该实施什么行为"才能达到心理预期。

4）人格特点。也叫作个性，是指人们在对他人、事物或自己等方面的社会适应中所反映出的行为上的内部倾向性和心理特征，是每个人区别于他人的一种独特的心理特征。人格的形成最初和生物遗传因素有关，人与人的个体差异从婴儿诞生的第一天起就有所表现，孩子会呈现和父母、和同胞的相似之处。不过，人格也可以后天养成，在从小到大的成长经历中慢慢塑造而变得越来越稳定。

（2）脑是心理的器官

我们的祖先曾认为心脏是心理活动的器官，是思想与情感的场所。随着对脑及其功能的研究方法不断进步，生理学、解剖学和医学的研究提供了大量关于脑的结构和机能的知识，明确了脑是心理的器官。除了感知世界，人类还可以记忆、思考、行动、作出决策和产生情感，这一系列心理现象的起点，都在于神经系统中数亿个细胞。其中，神经元是神经系统中最重要的细胞。

2. 老年人心理特点

（1）心理运动反应减慢

心理运动反应减慢是年老的最明显特征。其中主要的原因是老年人感觉和知觉能力衰退，增加了他们对环境适应的难度。例如，由于视觉减退，老年人时常会看不清近物，对光的感受性降低，对颜色的辨别能力下降，对物体的大小以及形状的视知觉也较年轻人差。同时，听觉减退也使老年人语言听觉的理解力逐渐下降。

（2）认知老化

记忆是人们对于既往感知过、体验过或者操作过的事物印象，经过合理加工保存在大脑中，在需要时提取出来的一种心理过程。老年人记忆随年龄增长而发生的生理性变化，为记忆的正常老化，大致可归纳为以下四个特点。

1）初级记忆优于次级记忆。初级记忆是指人们对刚刚看到过或听到过、在脑海中留有印象事物的记忆；次级记忆是指对于已经看到过或听说过一段时间的事物，通过复述或者其他方式进行加工编码，由短时储存变为长时储存的记忆。老年人初级记忆一般保持较好，次级记忆会明显减退。但老年人可以通过应用策略（包括意义联系、归类、联想和想象等）来提高次级记忆的成绩。

2）再认优于回忆。再认是指曾经看到、听过或学过的事物再次呈现在人眼前时，人们可以立即辨认出是自己曾经感知过的。而回忆是指刺激物并不在眼前，而要求老年人将其再现，其相对难度大于再认。提取信息困难是导致老年人记忆减退的重要原因之一。

3）意义记忆优于机械记忆。老年人有逻辑关系的成对词之间的联想（如上去—下来、太阳—月亮），从 60 岁以后才开始明显减退。而无逻辑关系的无关联想（如西瓜—橡皮、光明—服从）衰退更加明显。

4）日常生活记忆优于实验室记忆。需要记忆的材料与老年人积累的知识经验相关时，他们可以运用现有的储备知识帮助记忆，记忆成绩相对较好。相反，老年人学习内容为无相对逻辑关系的新材料时，则会产生记忆困难。

老年人记忆具有可塑性，采用适当的干预措施（如记忆训练），学会利用策略，加强信息加工过程，都可以帮助其提高记忆能力。此外，老年人拥有更多专长与智慧，很多老年人对于需要做出复杂决定、抽象推理以及记忆多种知识具备较强的能力。此外，老年人可以通过运用知识经验来补偿自己反应灵活性、思维敏捷性等的减退。

（3）行为与个性

从某种意义上讲，老年人个性上的改变与其生物学衰老既有互相适应的一面，也有不利的一面。例如，老年人不爱赶时髦，但深思熟虑，极少感情用事，关注事物本质等，这些个性特征均对老年人及他人十分有益；但老年人固执、挑剔、多疑和保守等个性变化则于人于己均不利。

老年人重视与生活目标和所期望的生活相关的问题，但其关注点与青年人和中年人有所不同，青年人对未来生活充满了美好憧憬与想象，中年人更多关注自我的新角色和获得物质财富，但老年人的关注点则可能转为防止疾病或对他人的依赖等。

需要注意的是，社会生活的改变，如遇退休、丧偶、再婚、子女去世、经济困难、家庭不和，罹患躯体疾病，尤其是慢性疾病等的情况下，老年人的心理健康都会受到不同程度的影响。

（4）社会心理

社会交往是老年人获得信息、沟通情感、增进友谊和丰富晚年生活的重要渠道。良好的人际关系使人心情愉悦，同时拉近人际心理距离，提高社会适应能力。反之，则会导致人心情压抑，产生无助感，从而影响健康，导致疾病。

同样，家庭关系（如配偶关系、亲子关系）、邻里关系、朋友关系等都与老年人晚年生活心理健康密切相关。老年人夫妻间的情感融洽和互相照顾是调节老年人夫妻关系生理和心理状态的重要基础。兴趣爱好的一致性、需要的互补性和态度的相似性等人际交往的内在动因使得老年人邻里交往的内容更具内涵。老年人更容易以某种共同活动相互联系，如跳舞、下棋、钓鱼等。

二、常见心理与行为问题的表现与识别

1. 孤独

老年人的孤独情绪往往是面对子女成家、亲友去世、人际关系范围逐渐缩小等种种丧失无法逃避的一种个体情绪体验。空巢老年人、丧偶老年人、独居老年人尤其容易产生孤独感。孤独的老年人往往表现得比较固执、忧郁，以寂寞为主，伴有明显的失落感及对社会家庭均"无用"的心理倾向。平时会寡言少语，表情呆板，常常低头走路，回避与他人的目光交流，喜欢一个人躲在屋子里，社会交往少，极少出门，很少会与人说话。这类老年人生活也比较单调，容易出现营养不良等问题。

2. 焦虑

焦虑是一种情感反应，是对亲人或自己生命安全、前途命运等的过度担心而产生的一种烦躁情绪，含有着急、挂念、忧愁、紧张、恐慌、不安等成分。通常表现为精神性焦虑（无明显诱因的情况下，其紧张害怕常常没有明确的对象和内容，感觉自己一直处于一种紧张不安、提心吊胆、恐惧、害怕、忧虑的内心体验中）、躯体性焦虑（如坐立不安，来回走动，无目的的小动作增多，颤抖，烦躁，很难静下心来）以及自主神经症状（如头晕、胸闷、心慌、呼吸急促、口干、尿频、尿急、出汗、震颤等躯体方面的症状）。

如果老年人焦虑表现为以情绪焦虑、紧张担心、坐立不安、反复发作并与现实处境不符为主要特征，从而导致睡眠障碍以及诸多躯体不适症状，则应警惕焦虑症，建议及时到专科医生处进行规范诊疗。

3. 抑郁

抑郁情绪通常表现为心情不好，如果程度很轻，则不需要治疗。但如果出现显著且持久的心情低落、没有兴趣、精力减退，合并食欲下降、睡眠困难等表现，甚至常有轻生观念、出现自伤或自杀行为，则应高度警惕抑郁症，需要及时到精神卫生专业机构评估与诊治。

老年人抑郁症往往有如下特点。

（1）不能很好地表达负性情绪，却有突出的焦虑表现

老年人可能很少主动诉说心情不愉快，而表述为"没有意思，心里难受"，甚至常强装笑脸。但老年人会有非常明显的焦虑表现，对生活的琐事有各种不必要的担忧，整天忧心忡忡，紧张不安，或者情绪不稳，频繁和家人发脾气。

（2）感觉各种躯体不适，甚至怀疑自己得了重病

老年人得了抑郁症，身体不舒服的表现会非常突出，这种不舒服可能涉及身体的各个部位，如口苦口干、胃难受、腹胀便秘、胸闷气短、头晕头痛、尿频尿急、身体忽冷忽热等。性质不清的难受感觉可以遍布头发根到脚后跟。有些老年人会因此认为自己得了不治之症，反复就诊于各大医院的各个科室，但经各种检查均未发现可解释其身体不适的疾病。

（3）吃饭睡觉均受影响

老年人得了抑郁症，一般在早期就会出现睡眠问题，躺下翻来覆去睡不着。勉强睡着也睡得很浅，多梦，一觉睡到半夜醒来就再难入睡。半夜睡不着就反复上厕所，早上很早就会醒来。有许多老年人家属明明看见老年人已经睡着了，还打了呼噜，但老年人一睁眼就会说自己一整宿都没睡。有的老年人即便睡了，也会感觉睡眠没有解乏，头脑不清醒。食欲不好，吃饭没味儿，没有饥饿感，吃完胃难受。许多抑郁老年人体重会出现明显下降。

（4）记忆力下降，注意力不集中

患了抑郁症的老年人会感觉自己的脑力大不如前，反应迟钝，记不住事情，注意力不能集中，以前熟悉的事情不知道怎么做，严重时可能有类似痴呆的表现。

（5）容易出现自杀想法和自杀行为

老年抑郁症患者往往不明确表达自杀的想法，甚至否认自杀想法，可能会说"打一针让我死吧""这么难受还不如死了呢"。有的老年人会有一些故意伤害自己的行为，如患糖尿病的老年人打了胰岛素，却不吃饭。老年人一旦出现自杀行为，自杀成功率很高。

如果老年人出现以下表现，往往提示自杀风险，应高度警惕：经常诉说活着没有意思；对亲近的人表达想死的念头；在日记、信函中流露想死的念头；情绪显著不同于往常；回避与人接触；无缘无故收拾东西，交代存款相关事宜，向人道别，赠送纪念品等。

4. 认知障碍相关的精神行为改变

在认知障碍起病过程中，患者不仅有记忆力下降等认知能力损害，还容易出现兴趣减退、抑郁、焦虑、易怒、烦躁等表现。这类症状在认知障碍前期尤

为明显，称之为轻度行为损害，常见有以下五类表现。

（1）动机下降

变得不主动和积极；对那些通常会引起他（她）兴趣的话题不再好奇，甚至是不再关心任何事；变得不像以前那么关心人等。

（2）情绪失调

有的老年人会情绪低落，经常流泪，变得不太能够体验到愉快的感觉。有的老年人会感觉特别紧张，不能放松，发抖或出现惊恐症状。

（3）冲动控制困难

变得比以往更容易激动，易激惹或喜怒无常。有的老年人一反常态，比以前更好争辩、更冲动。还有的老年人常会做一些简单的、意义不大的重复动作，如反复开关抽屉和门锁等。

（4）个性改变明显，与他人相处格格不入

如不再关心自己的言辞或行为会不会影响他人，变得对他人的感受不敏感了。社交判断力明显变差，有的人甚至会在公共场合或私人场合不再注意自己的言行举止。

（5）异常的想法或知觉

有的老年人会有一些不符合现实却难以改变的想法，如坚信自己正处于危险境地，或坚信有其他人正打算要伤害自己，或偷他的东西，也有的老年人会出现幻觉。

学习单元2　老年心理调适

促进老年人心理健康，应该积极发动社会各方面的力量和资源解决老年人所面临的诸多问题，普及长效身心关爱服务模式，形成身心健康整合型社会化服务，整合资源，使更多的老年人融入社区中积极参与心理关爱服务。

一、小组式辅导

1. 积极心理建设

可通过宣传积极老龄观，开展老年心理健康教育，通过小组心理游戏等，扩大老年人社会交往范围，提升其幸福感。同时，也可通过挖掘和发挥老年人主体优势，构建积极社会支持体系，提升自我效能感，促使老年人获得归属感及心理满足感。此外，还可组织情景剧等团队模拟社会情景进行社会技能训练，不断提升老年人群社会适应、应对问题、人际交往的能力，获取更多的情感和社会支持。

2. 认知激活干预

认知激活干预是基于生物心理社会模型提出的老年人认知功能促进干预，以激发思维、鼓励参与、尊重个性、促进融入等为原则，达到提升个体认知能力的目标。可由社会工作者组织开展，促使老年人动脑用脑，帮助其提升大脑活跃性，锻炼记忆力、思考能力、沟通能力等，如益智卡牌游戏、认知训练等。

3. 音乐训练

音乐可以缓解老年人的紧张焦虑情绪，增加积极感受、自信心和独立感，更好地应对无助、抑郁等情绪，有助于提高老年人的生活热情。

4. 精神运动训练

情绪状态常常通过我们的表情、声音、肢体语言和肌张力等表现出来。因此，肢体语言是非常好的情绪调节工具，可以充分发挥肢体语言的作用来疏解老年人不良情绪。

5. 艺术创作活动

艺术创作活动有书法、绘画、摄影、手工等兴趣小组。

6. 创意活动

创意活动有"集体头脑风暴"活动，鼓励老年人发挥想象力和创造力，为社区精神心理健康服务活动进行创意设计，提升服务参与感，增强邻里凝聚力，促进社区和谐。

7. 沙盘游戏

沙盘游戏为同一小组的成员利用微缩模具创造场景，在沙盘中发挥原型和象征性作用，达到发现小组成员中的共性，加强小组成员间的精神交流，提升小组凝聚力的集体活动。

二、个别式心理调适

1. 放松训练

在心理工作者指导下，按一定的练习程序，学习有意识地控制或调节自身心理、生理活动，以达到缓解肌张力和焦虑状态，如呼吸放松、正念放松、苏比昂放松法。

2. 沙盘游戏

在心理工作者陪伴下，老年人利用微缩模具创造场景，在沙盘中发挥原型和象征性作用，达到深入展示个人的内心世界，了解自己深层次需要的目的。沙盘游戏也可用于家庭辅导。

3. 正念训练

正念是指个人带着不批判的态度将注意力有意识地集中于当下的过程。为了培养这种能力，个人需要清醒地觉知每一刻的内心体验，包括身体感觉、情绪和想象。正念训练就是培养这种对当下的觉知能力，在这个过程中，强调以一种全面接纳、开放、好奇友善的态度对待这些体验，不试图压抑或否认它们。常用方法包括：身体扫描、觉察呼吸、正念伸展等。

（1）身体扫描

身体扫描是将身体感觉作为观察对象的练习。练习时，个人以开放的心态，根据一定的顺序体会身体各部分的感觉。当发现那些感觉部位以后，不需要评判它的好坏，带着温和和好奇的态度观察自身的感觉。

（2）觉察呼吸

觉察呼吸是将呼吸作为观察对象的练习方法。练习时，个人通过体会自己的一呼一吸，体会呼吸过程的变化，以及随着呼吸深浅长短的变化所带来的身心感觉。这个过程中，很多人会走神，此时不需要刻意控制，可以带着温和的态度继续把注意力放在对呼吸的觉知上，体会当下的感受。

学习单元3 职业伦理

一、伦理总则

老年能力评估是人与人之间的沟通交流，涉及信任、倾诉、保密等问题。老年人能力评估师要不断学习专业知识，提升专业技能，并了解本行业的伦理准则以及相关法律规定，规范自己的职业行为，从而在为被评估者提供更有效的服务的同时，也保护自己。在评估工作中，应遵循职业伦理，包括但不限于不伤害、有利、尊重、平等和保护隐私的原则。

二、知情同意

老年人能力评估师应尊重被评估者的知情同意权，要向评估对象清楚地解释开展评估工作的性质，解释如下内容：评估的目的和目标，评估过程，评估可能带来的获益和风险，老年人能力评估师的能力、资格证书和相关从业经历。同时要让评估对象知晓其有隐私权，并向其解释评估结果保密的原则。

知情同意可以通过口头沟通或书面材料的形式进行。即便在口头沟通时，也建议讨论后将重要的讨论过程及结果进行书面记录。

三、老年能力评估服务中常见的伦理难题

1. 发现老年人虐待现象

老年人虐待是指在本应充满信任的任何关系中发生的一次或多次致使老年人受到伤害或处境困难的行为，或以不采取适当行动的方式致使老年人受到伤害或处境困难的行为。常见的虐待类型有身体虐待、精神虐待、经济剥削以及疏于照料。家庭虐待或暴力会给老年人身心健康带来不良后果，如对老年人身体的伤害而造成的终身伤残、慢性营养不良、易患忧郁症等。

遇到此类现象，建议为老年人加强心理健康教育，鼓励受虐待老年人求助于法律保护。对遭受家庭暴力或虐待行为的老年人，关注其人格特点，必要时要引导老年人寻找心理工作者的专业支持。

2. 发现自杀自伤风险

当被评估者透露准备自杀意图时，老年人能力评估师的主要责任是保护被评估者，帮其克制自伤的冲动，并应避免与老年人独处，及时通知监护人，将其转介至精神科医生。

3. 发现暴力风险

当评估对象可能对自己或他人造成危险时，老年人能力评估师应告知其监护人。

很多人在愤怒痛苦的时候常常会用暴力性语言发泄怨气。面对有暴力倾向的评估对象，冷静地评估危险显得尤为重要。必要时可向上级汇报，由专业人员进行处置。

培训课程 **2**

老年社会学相关知识

学习单元 1　老年人社会关系与社会支持

一、老年人社会关系

1. 社会关系的概念

社会关系是指人们在生产和共同生活过程中形成的人与人之间的关系。从关系的双方来讲，社会关系包括个人之间的关系、个人与群体之间的关系、个人与国家之间的关系，还包括群体与群体之间的关系、群体与国家之间的关系。

老年人常见的社会关系有配偶、父母、子女、兄弟姐妹、邻居、同事、朋友等。良好的社会关系可以促进老年人保持社会角色，获得积极的情绪体验。对于有严重或慢性疾病的老年人来说，稳固及亲密的社会关系所形成的支持网络是帮助他们战胜疾病、接受和维持心理健康的重要因素。

2. 社会关系的分类

社会关系按照不同的标准有不同的划分。

以家庭为划分标准可将社会关系分为家庭关系与非家庭关系。家庭关系指的是家庭之间的人际关系，可分为夫妻关系、父母子女关系、兄弟姐妹关系、祖孙关系等。非家庭关系指的是家庭以外的人际关系，可分为邻里关系、同事关系、朋友关系等。

以关系的强弱为划分标准，可将社会关系分为强社会关系与弱社会关系。强社会关系主要以血缘和亲缘关系为基础，与传统社会中的家族属于同一概念，主要是指以父母为代表的直系亲属以及隔代的爷爷、奶奶、伯父、姑姑等旁系亲属。处于这种关系类型的双方在生活中有较多的接触和交流机会，并且有强大的情感因素作为关系维系的纽带。弱社会关系主要以学缘、地缘以及友缘为主要的联结纽带，以现实利益为落脚点，主要包括朋友、亲戚、同学、同事等。处于这种关系类型的双方联系不是十分紧密，也缺少感情维系。

3. 老年人社会关系的特点

（1）以亲密情感和生活满意度为目标

随着年龄增长，人们所感知到未来时间变得越来越有限，因此，对不同社会目标排列的优先次序会随之发生变化。在青年及成年时期感知到的未来时间相对较多，知识获得和目标实现成为该时期的主要目标，为此，社会行为是围绕人际交往圈的扩大和社会互动频率的增加而展开的。当进入老年阶段，人们所感知的未来时间减少，获得较高的情绪亲密感及情感上的满足感，成为现实导向的目标，以对抗衰年老所产生的身心压力和适应环境所带来的负面情绪。

（2）家庭朋友关系为主导

随着年龄的增长会逐渐缩小社会关系网络，并将更多时间与情感投入到给他们带来更高情绪亲密感的社会关系中。所以，老年人的社会关系网中，家人、亲戚以及朋友的数量最多，且互相给予和获得的社会支持也最多。其中，配偶关系和子女关系最为密切，其次是朋友、邻居、同事关系或社区、社团、政府关系等。

老年人社会关系随其老化而处于动态变化之中，该动态变化对老年个体的幸福感既可能产生正面影响，也可能产生负面影响。

二、老年人社会支持

1. 社会支持的概念

社会支持是由社区、社会网络和亲密伙伴所提供的工具性或表达性支持。工具性支持包括引导、协助、有形支持与解决问题的行动等；表达性支持包括心理支持、情绪支持、自尊支持、情感支持和认可等。个人在整个生命历程中所接受或给予的社会支持，会对其健康及主观幸福感产生影响。老年人得到的物质、行为和情感互动等社会支持越多，就能够越好地应对养老问题。

老年人的社会关系网络及社会支持会随时间的变化而发生变化。老年人会寻找情感亲密的社会同伴以满足其对亲密情感的需求，同时减少与次要社会同伴的互动。老年人倾向于缩小社会关系网络，选择性地处理情感需求，将与个人相关的正面情绪放在首位，而避免产生负面情绪和负面反馈。

老年人情感支持主要来自配偶、子女及家庭成员，也来自朋友、邻居及亲属等。获得较高的情感亲密度更有益于老年人的健康和主观幸福感。此外，老年人的社会支持状况通常由其社会关系网络大小、社会交往频率、社会支持种类等多重因素决定。

2. 老年人社会支持的资源系统

资源系统反映的是老年人生存和发展的需求。资源系统有如下三方面。

（1）经济资源

老年人的经济支持包括金钱上的支持和物质上的支持，农村老年人的经济支持主要来源于自养和子女提供。

（2）生活照料资源

生活照料包括对老年人身体的照料和家务料理，配偶和子女是老年人最重要的照料者。

（3）精神慰藉资源

精神慰藉是指满足老年人心理和精神方面需求，从而让老年人生活舒心并充满希望，包括老年人情感支持的需求、人际交往的需求、文化娱乐的需求以及自我价值认同的需求。子女和配偶是老年人精神慰藉的主要提供者。

3. 老年人社会支持的提供系统

社会支持提供系统反映的是何种社会角色提供何种社会支持的问题。根据社会支持所提供资源的性质不同，可将社会支持分成四类。

第一，尊重的支持。指的是个体被他人尊重和接纳。

第二，评价支持。即有利于对问题事件进行说明、理解和应对的支持。

第三，社会归属支持。即能够与他人共度时光，从事消遣或娱乐活动，满足个体与他人接触的需要，转移对压力问题的忧患或通过直接带来正面的情绪影响来降低对压力的反应。

第四，工具性支持。指提供财力帮助、物资资源或所需服务等，通过直接提供解决问题的工具，或提供个体得以放松或娱乐的时间来帮助减轻压力反应。

根据社会支持来源角度，可将社会支持分为正式支持和非正式支持。老年人的社会支持由政府、社会（含社区）、家庭、亲属等正式和非正式支持系统共同提供。

第一，正式支持。正式支持以政府、社区、社会组织为代表，主要包括法律支持和政策支持两个方面，具有日常工作性、持续性的特征。有了法律和政策，老年群体权益才能得以保障。这种支持是老年人能够取得保障和支持的有力资本。

第二，非正式支持。非正式支持指来自家庭成员、邻居、朋友等的支持，具有自发性、目标非明确性的特征。非正式支持主要依靠道德伦理原则维系，易受环境影响，具有脆弱性特征。非正式支持的脆弱性凸显出正式支持系统的重要性。家庭是老年人社会支持的重要载体，邻居和朋友是非正式支持中的主要支持力量。

当然，不仅仅要关注老年人接受社会支持，还应该倡导老年人社会支持的交换及社会关系的交互。

学习单元 2　　老年人社会参与与人际沟通

一、老年人社会参与

1. 社会参与的概念

社会参与是指个人对身体和心理资源的投入，以此来从事工具性的社会导向活动，包括个人护理活动、休闲活动、社会活动和工作之外的工具活动。

老年人的社会参与是指老年人在社会互动过程中，通过社会劳动或社会活动的形式来实现自身价值的一种行为模式。只要在社会层面开展并与他人相联系，使老年人能够在社会互动的过程中实现自身价值的活动，都属于社会参与。老年人的社会参与是通过具体的日常活动来实现的。

2. 老年人社会参与的特点

（1）老年人社会参与度较低

当前，我国有近一半的老年人未参与任何社会活动。长期不参加社会活动，可能使老年人与社会的联系越来越少，生活陷入较为封闭的状态。农村地区老年人社会参与比例低，农村老年人的文化娱乐生活更为匮乏，社会融入程度更低。相对来说，农村老年人进行社会参与的基础更为薄弱。

（2）老年人社会参与形式单一

与朋友交往是老年人社会参与最主要的形式，在我国人情社会背景下，这也是老年人最容易实现的参与形式。然而，那些对老年人体力、智力、社会资源等要求较高，更具娱乐性、发展性、现代性的社会活动参与比例还较低。

3. 促进老年人社会参与的策略

（1）营造支持和关心老年人的社会氛围

提高社会对老年人社会参与的接纳度，为老年人的社会参与创造良好的外部环境。

（2）建立完善的社会支持网络

完善老年人社会参与的法律保障，从政策上给予保障；制订老年人才发展计划，建立相应的配套软件硬件设施；建立老年人才市场和信息服务中心，为老年人社会参与活动提供岗位信息机会和法律服务；重视社区的作用，以社区为单位，为老年人提供服务社会的机会，为老年人的社会参与提供畅通信息和渠道，提供多样化的参与途径。

（3）培育老年人的社会参与意识和能力

激发老年人的社会参与意识，增强老年人的自我效能感、自我意识和权力感。提升老年人的社会参与能力，在老年人感到"无权"时给予其及时的支持，为老年人社会参与赋能。

二、有效沟通的重要性和原则

人际沟通的内容就是与他人建立联系并最终形成人际关系。在老年人能力评估过程中，老年人能力评估师与老年人之间的关系是临时建立的，应能够准确清楚地表述评估内容，让老年人理解，从而保证评估工作顺利有序地开展，获得老年人的配合，以确保评估过程的完整、评估结果的准确。因此，老年人能力评估师的人际沟通能力是开展评估工作的基本技能之一。

1. 有效沟通的重要性

（1）有效沟通可以建立积极正向的关系，保证评估工作有序开展。

（2）有效沟通可以促进双方倾听彼此传递的信息，同时给予准确有效的反馈。

（3）有效沟通可以让被评估的老年人及其家属感受到尊重和理解，同时也会增加认同感。

2. 有效沟通的原则

主要是从社交距离、称呼、态度、言语表达和非语言表达几个方面来确保信息沟通的有效性，所以，有效沟通的原则主要包括以下几个方面。

（1）沟通的黄金、白金法则

黄金法则：你希望别人怎么对待你，你就怎么对待别人。

白金法则：别人希望你怎么对待他，你就怎么对待他。

（2）社交距离

美国心理学家霍尔博士长期以来研究人类对周围空间领域的反应，他认为，空间领域的使用与人的某种本能有关，即把自己的存在告知他人以及感觉到他人的存在及远近的本能。每个人都有他自己独有空间领域的需要。

霍尔发现的空间范围有四种：亲密距离、私人距离、社交距离、公众距离。文明社会的绝大部分人也是在这四个空间范围里活动。

亲密距离：近位亲密距离（0~20 cm），远位亲密距离（20~45 cm）。

私人距离：近位私人距离（46~100 cm），远位私人距离（1~1.2 m）。

社交距离：近位社交距离（1.2~2 m），远位社交距离（2~3.6 m）。

公众距离：一般为3.7~7.6 m。

（3）言语语言与非言语语言的使用

言语语言就是指我们表达的文字内容，言语语言一定要简明扼要。

非言语语言就是指语速、态度、表情以及肢体动作等，都要结合老年人的生活环境、语言习惯等进行调整，这也是建立信任关系并顺利开展评估的必要条件。

（4）与老年人沟通的原则

1）了解老年人的基本情况，包括年龄、居住情况、婚姻状况等。

2）根据老年人地域文化的不同（如南北方差异、受教育程度的差异等），对于老年人的称呼也应有所区别。

3）根据老年人的认知水平、情绪状况来调整态度、语调、表情、姿态等。

4）观察老年人的生活环境，选择沟通的切入点。

5）倾听老年人的讲述，中间要有回应。

6）在老年人讲述过程中要注意观察老年人的情绪、身体的变化，必要时要及时打断。

3. 沟通的方式

（1）按沟通是否采用言语分类

沟通包括语言沟通和非语言沟通。语言沟通包括口头和书面语言沟通，非语言沟通包括声音语气（如音乐）、肢体动作（如手势、表情等），最有效的沟通是语言沟通和非语言沟通的结合。

（2）按形式分类

1）正式沟通。有传达文件、召开会议、上下级之间的定期的情报交换等。另外，团体所组织的参观访问、技术交流、市场调查等也属于正式沟通。正式沟通的优点是沟通效果好、比较严肃、约束力强、易于保密、可以使信息沟通保持权威性，重要信息的传达一般都采取这种沟通方式。其缺点是由于依靠组织系统层层传递，所以较刻板，沟通速度慢。

2）非正式沟通。包括单线式、流言式、偶然式、集束式等。其特点主要是多以口头表达为主，同时不具有权威性，但其传播广泛、分散。其缺点是容易出现信息偏离、丢失或误传不严谨。

三、影响与老年人沟通效果的因素

1. 老年人因素

（1）称呼

不同地域文化、工作环境和受教育程度的影响，对于称呼是有不同的要求的，因此，在开展评估时，要先询问如何称呼老年人，这样会更容易与老年人建立密切关系。

（2）听力

老年人的听力下降，沟通时需要语速慢、声调高，这是与老年人沟通的一个技巧。

（3）方言

不同地区的方言有差异，本地的老年人能力评估师能够更顺利地开展工作，同时也保证评估信息的准确性。

（4）行为

老年人的社交距离、行为习惯都将直接影响沟通的效果，所以在观察老年人的行为表现时，老年人能力评估师应及时给予回应。

（5）习惯

老年人个性化的生活习惯也是影响评估准确性的因素，所以要在评估开始时充分了解老年人的休息、用餐时间等生活习惯。

2. 老年人能力评估师因素

（1）老年人能力评估师是否理解评估工作的意义。

（2）老年人能力评估师的沟通能力对于能否准确收集信息起到决定性作用。

（3）老年人能力评估师对于评估问卷中每一个问题的理解程度是影响评估结果的重要因素。

（4）老年人能力评估师能否明确老年人反馈信息的语义可能影响评估结果的有效性。

（5）老年人能力评估师的工作态度是能否顺利开展评估工作的影响因素。

3. 环境因素

（1）社会环境因素主要是老年人的社会保障情况等因素。

（2）家庭环境因素主要是老年人的子女生活现状及家庭关系等因素。

（3）生活环境因素主要包括老年人生活地区的服务体系是否完善。

四、建立有效沟通的常用技巧

沟通是否有效，最主要的还是要掌握一些基本的沟通技巧。

1. 倾听

与老年人沟通时，最重要的就是倾听。倾听的时候，不需要说太多话，但要给予适当的回应。

老年人在讲述过程中，最有效的信息基本在前 30 min，所以收集需求、了解老年人行为，在这 30 min 内获得的信息比较充分。

与老年人进行访谈时，除了倾听老年人讲述以外，还要观察老年人的行为。所以倾听不仅是听，还有观察，这样才能全面了解老年人的真实情况，才能从根本上评估老年人的真实情况，从而准确地帮助老年人。

2. 同理心与共情

同理心主要是指在理性的工作场景中会换位思考；共情主要是指在情绪、情感场景下的处理能力。

具体说，同理心就是要在评估过程中充分理解老年人及家属传递信息的意思以及他们的需求，同时还要及时观察到老年人及家属的情绪和情感的传递，能够给予及时的反馈和回应，从而更好地完成评估工作。为保证评估过程和结果真实有效，和老年人及其家属的沟通不但需要同理心，更需要能够与老年人及其家属共情。在与老年人及其家属沟通的过程中要尝试站到老年人及其家属的角度来体会他们为什么会有这样的情绪表达，也要理解他们在长期的情绪困扰中看到老年人能力评估师时的期待。

3. 认可与接纳

认可是对合格评定机构满足所规定要求的一种证实，这种证实大大增强了政府、监管者、公众、用户和消费者对合格评定机构的信任，以及对经过认可的合格评定机构所评定的产品、过程、体系、人员的信任。

接纳是指对当下产生的一切对心理、生理的影响不排斥，能够和平共处。和平共处不代表舒服、自在，而是代表即使存在不舒服的感觉时，承认它的合理性。

在评估过程中，老年人能力评估师与老年人及其家属之间在建立关系过程中，更好地运用认可和接纳的技巧，可以帮助双方化解在评估过程中产生的冲突或矛盾。

在评估过程中，老年人能力评估师的行为可以充分展现出个人评估的专业性和综合能力，这也是建立双方信任关系的重要过程。通过语言沟通的表达，将评估工作全过程详尽地呈现给老年人及其家属，获得认可的同时，能够充分接纳老年人能力评估师的所有问题，并能进行有效沟通，对于有争议的问题能够通过讨论达成一致，就是对评估工作的接纳。

认可是老年人对于老年人能力评估师或者评估工作的信任，是老年人对老年人能力评估师的信任与肯定。接纳是老年人能力评估师对于老年人及其家属的行为、言语的无条件接纳。接纳不代表接受，也不代表内化。

培训课程 ③

信息学与计算机应用

学习单元 1　信息学相关知识

一、信息学概述

信息学是研究信息的表示、获取、处理、传递和利用的规律性的一门新兴学科。信息学是以信息为研究对象，以计算机等技术为研究工具，以扩展人类的信息功能为主要目标的一门综合性学科。

"十四五"规划和 2035 年远景目标纲要明确提出，推动养老事业和养老产业协同发展，构建居家社区机构相协调、医养康养相结合的养老服务体系，为亿万老年人老有所养绘制了新的蓝图。但我国存在老年人口基数庞大、医疗养老体系分布尚未健全，各地执行标准差异性较大，配套设施以及职业化人员短缺等多种问题，这些问题制约着我国医疗养老事业的快速发展。

为实现规划目标，解决当下的难点痛点，我们需要在医养领域充分结合信息学的优势，构建一套信息化、科学化、标准化的养老服务体系，使得医疗养老的各个过程环节、参与人员、组织机构都能安全、便捷、高效运转起来，为老年人切实解决养老问题。

二、信息学主要技术与应用

1. 信息采集与分析

信息采集渠道主要包括但不限于网络、电话、智能设备、人工询问等多个渠道，以确保信息的完整性、可靠性、准确性、预见性，继而通过数据分析识别数据特征，为后续数据场景化应用提供基础。

老年人能力评估师采集老年人信息时，主要包含以下几个部分。

（1）身份基本信息

身份基本信息包括姓名、性别、出生日期、身份证号、社保卡号、民族、籍贯、文化程度、宗教信仰、婚姻状况、职业经历等基本数据。

（2）生命体征信息

生命体征信息包括身高、体重、血压、心率等生命体征数据和一般状况数据。

（3）生活环境条件信息

生活环境条件信息包括居住状况、居家适老环境、医疗费用支付方式、经济来源等环境和条件数据。

（4）疾病诊断记录信息

疾病诊断记录信息包括痴呆、精神疾病、慢性病等确诊信息数据。

（5）事件信息

事件信息包括近30天内老年人出现的跌倒、走失、噎食、自杀、误吸、中毒、中暑、烫伤、冻伤等意外事件信息数据。

在采集这些信息时，应遵循个人信息收集的相关规定，在老年人本人或监护人明确个人信息利用范围的前提下，征得其本人或监护人同意后，在业务需要范围内采集必要信息，禁止过度收集个人信息。老年人能力评估师要准确填写相关评估表单信息。

2. 信息存储与管理

信息存储是信息存储环境、存储设备、存储效能、存储安全等多维度的一门信息化学科，采用多种硬件、软件、网络、安全设备以形成信息的高效管理。

由于老年人信息数据类目繁杂，经过长期持续采集老年人信息数据后，会形成巨量的数据条目，这对信息存储就有了很高的要求，在保障数据完整性的前提下，同时要做到应用这些信息数据时要更便捷、更高效。合理地对老年人信息数据进行分类分项关联存储，采取冷数据归档、热数据加速等手段就变得尤为重要，同时通过一定的预处理，可以提前进行一部分数据合并及容错，这对于后续应用信息数据会提供很大的便利。

数据变更过程同样需要重视，过程化日志信息都必须记录下来，这样可以完整回溯整个数据从产生到归档中的变更路径、变更原因、变更时间等，在日后进行数据盘点时，可以很清晰地了解到数据的整个脉络，从而指导人们对工作中的问题进行纠错。例如，如果老年人能力评估师对老年人的健康信息数据出现多次变更，那就有理由去关注是不是老年人能力评估师实际工作过程存在问题，有没有对应的解决方案。这些一个个的小问题的解决，都将改善整个老年人能力评估系统的不足，也会最终体现在为老年人提供更好的服务上。

数据是一个系统中最重要的部分，任何系统的运行都脱离不开数据的支撑，一旦数据出现丢失和短缺，必将造成系统性灾难，甚至影响到很多线下实体业务的进行，因此在进行信息数据管理中，数据安全防灾、冗余备份、冷热动态切换等技术手段必不可少。

3. 信息检索与应用

信息的检索与应用是指通过多层次的信息整理、筛选、格式化，提取并检索信息中的有效信息，应用到实际业务场景，继而实现业务场景的数字化、信息化。

老年人的信息数据类目是庞杂的，既包括个人基本信息、家庭信息、生活环境状态信息、疾病治疗信息和日常时间信息等，如何从这些复杂多样的信息中快速找到想要的信息数据，这就是信息检索的重要意义。例如，当检索关键词为"北京市""独居""年龄大于 70 周岁""失能失智"的老年人信息数据时，计算机会通过输入的这些零散的条件在数据库中进行各自条件查询再组合，这样系统就可以按需求显示一张完整的数据清单了。

通过多种检索条件组合，在大量数据中提取出想要的数据信息，这些数据信息可以帮助老年人能力评估师查看老年人历史情况变化，为老年人制订新的评估计划以及照护工作。对于政府或机构而言，可以在更高维度上对一个区域或几个区域的整体老年人数据情况有所把控，从而为下一步工作规划、财政预算、政策安排等宏观决策提供数据参考。

4. 信息安全与保障

信息安全涵盖所有的信息流通路径，包括信息采集、信息传输、信息存储、信息分析、信息应用，通过网络安保、硬件防护、软硬件容灾、算法加密等多种措施与手段对信息所有路径进行安全防护，进而确保信息安全不泄露。

为保障老年人信息数据的安全性，主要有以下措施。

（1）采集安全

老年人能力评估师处在采集老年人信息的源头上，因此必须严格遵守个人信息收集的有关规定，在老年人本人或监护人明确信息使用范围和目的的前提下，征得同意后，在业务范围内采集必要信息。

（2）传输安全

信息采集完毕后，在进行传输的过程中，为防止恶意软件进行网络抓包等窃取行为，系统应保障网络传输安全，通常可以采用数据加密后再传输，这样即便被人窃取，但由于没有解密密钥及算法，同样不能查看其真实内容。

（3）存储安全

存储内容尽量选择混淆存储，尤其是涉及身份证号码、社保号码、联系方式、银行账号等核心数据，即便出现存储磁盘丢失，同样可以有效保护信息安全不泄露。

（4）管理安全

信息管理层面，要做到数据权限角色多重控制，统一的数据访问路径和方式，避免有操作者可以绕开管理直接访问数据库等重要设备。

（5）检索安全

为快速便捷地获取数据信息，系统应具备良好的检索条件配置选项，但同时也应注意安全性防范要求，不能毫无限制，必须同时加以一定的限制条件，避免出现大量数据人为外泄。

（6）应用安全

对于系统外部应用，所有的信息获取必须通过系统统一的授权审批后，方可进行数据获取，同时也要进行监管和限制，要了解信息使用意图、应用方向是否合规等情况。

（7）基础设施安全

在排除软件层面安全因素后，硬件及网络部分一样至关重要。良好的磁盘安全、网络安全以及数据传输通道的安全通畅，这些都是作为一个系统安全最基本要求。

（8）行政安全

老年人能力评估师或可以接触到老年人数据信息的工作人员，应具备安全及法律意识，在非行政授权许可的情况下不得对外泄露老年人的任何个人信息、评估结果信息、养老服务补贴信息等信息。

学习单元 2　　计算机应用相关知识

一、老年人能力评估系统

1. 系统设计原则

在设计老年人能力评估系统时，应遵循如下原则。

（1）实用性

系统应具备良好的实用性，能切实帮助所有使用者在完成老年人能力评估工作中的所需所急。同时要兼顾良好的操作性，让使用者能快速上手且便于使用，真正成为一个有效的好帮手。

（2）先进性

要确保系统从理念到技术的先进性，具备符合市场定位的产品特性。

（3）稳定性

要确保系统能稳定运行，严格确保数据安全。

（4）可扩展性

要具备一定可扩展性，针对新需求、新变化能快速准确跟进完善。

2. 意义与必要性

国家卫生健康委老龄健康司数据显示，2021 年我国约有 1.9 亿老年人患有慢性病，失能失智老年人人数约为 4 500 万，这些老年人有着迫切的养老需求，由政府财政给予一定的补贴，为这些老年人进行能力评估，这是政府极为紧要的一项工作。但目前，养老服务人才短缺，职业化管理不完善，信息化、标准化养老服务体系的建立就变得尤为迫切，尤其在养老服务中的评估过程，考虑评估者要完成居家养老的评估、政府养老补贴的评估，以及因老年人生病住院等情况下的动态评估，同时兼顾评估过程中的原则性，避免评估者不客观、不准确、敷衍了事等情况，更需要通过信息化的手段来辅助评估工作，从而实现流程标准化、准确化、高效化，同时可以完成全过程流程跟踪和数据回溯、数据安全。

老年人能力评估系统可以通过了解老年人的综合情况，为老年人制定个性化服务方案提供数据依据。养老机构可以依据评估结果，合理配置老年人生活服务人员、医养生活方案，切实推进机构的标准化数据化管理，提高综合养老服务质量，为老年人提供全方位、合理化的医养康护服务。

3. 系统架构

系统基于云基础 IT 平台搭建（如阿里云、腾讯云等），利用云平台卓越的扩展性功能，可以对系统性能进行动态扩容，保障整体系统的稳定运行。

（1）模块功能说明（见表5-1）

表5-1　系统模块功能说明

模块名称	模块说明
初始评估	针对老年人第一次评估前的初始能力评估
老年人信息管理	针对老年人信息进行管理，包括老年人基础信息、家属信息、生活状况信息等，对老年人信息进行分类管理
能力评估预约	为老年人制订能力评估计划
能力评估实施	按照老年人能力评估计划，定期指派老年人能力评估师进行评估
评估结果管理	针对老年人评估结果进行存储、更新、审核、复议等操作
老年人能力评估师管理	针对老年人能力评估师进行新增、删除、修改、禁用等操作
机构管理	针对机构进行新增、删除、修改、禁用等操作
数据统计	根据现有数据信息，进行多维度、多指标、多时间周期的数据统计报告查询及生成

（2）使用原则及注意事项

在使用老年人能力评估系统过程中，需把握以下几个原则。

1）信息准确性、完整性。

2）流程合规性、高效性。

3）结果权威性、有效性。

4. 用户角色

在老年人能力评估系统中主要划分出如下几种角色，便于不同职务及职责人员进行系统操作。

（1）系统管理员

系统管理员主要完成系统内基础参数的设定及管理，如量表数据、系统日志、系统用户角色管理等操作。

（2）机构管理员

机构管理员主要完成机构信息的新增、删除、修改、冻结等操作。

（3）老年人能力评估师

老年人能力评估师主要完成系统内老年人信息管理，包括老年人信息录入、修改等，同时对老年人的评估过程、评估结果进行数据上传、查看等操作。

（4）评估审核员

评估审核员主要完成老年人能力评估师评估过程及评估结果的审核工作，在二次确认评估过程有效性后，对老年人能力评估师认定结果进行复核确认等操作。

（5）数据分析师

数据分析师主要完成在系统中制定多种数据分析方案及统计规则，定期查看信息数据分析结果，并出具分析报告等操作。

5. 使用方法

在使用过程中主要分为如下几个步骤。

（1）老年人能力评估师进行老年人基础数据录入。

（2）老年人能力评估师针对老年人进行评定过程数据录入。

（3）老年人能力评估师进行老年人评定结果数据录入。

（4）评估审核员查看老年人基础信息及评估过程，对老年人能力评估师出具的评估结果进行复核认定。

6. 注意事项

在使用老年人能力评估系统时，需注意如下几点事项。

（1）数据信息的完备性

老年人基础信息录入、评估过程录入、评估结果录入、评估结果审核等多个流程均须确保信息的完整性，要做到数据有据可查，可进行完整性回溯。

（2）数据信息的有效性

在录入数据信息过程中，要确保数据真实可信，同时也要确保信息的时效性，在有效时间范围内完成评估结果认定及审核。

（3）数据信息的安全性

要具备老年人信息数据防泄露的安全意识，避免在使用系统过程中造成老年人基础数据、评估过程及结果的泄露，从而引发不可预估的危险。

二、常见社区及医院信息系统

1. 社区养老信息系统

2021年国家卫生健康委举行新闻发布会，会上提出，我国老年人大多数都在居家和社区养老，形成"9073"格局，即90%左右的老年人为居家养老，

7% 左右的老年人依托社区支持养老，3% 的老年人入住机构养老。可见居家养老是我国养老模式中最为普遍的一种模式。老年人居住在家中，得到家人照顾的同时，由社区承担养老工作和托老服务，向居家老年人提供生活照料、医疗保健、精神慰藉、文化娱乐等多方面内容的服务。

立足于移动互联网、人工智能等科技的发展，社区养老服务中心与医院、政府、家政公司等整合资源，共同为居家老年人提供全方位、多层次、一体化的智慧养老服务（见图 5-1）。

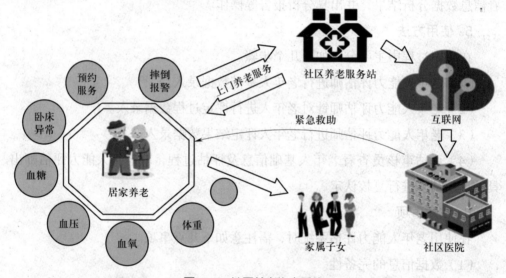

图 5-1　社区养老信息系统

2. 医院信息系统

医院信息系统（hospital information system，HIS）是医院等机构在使用的一套常规信息化管理系统，通常包括门诊管理、住院管理、药房管理、库房管理、院长查询、电子处方、物资管理、媒体管理等多个子系统。以财务信息、患者信息和物资信息为主线，通过对信息的收集、存储、传递、统计、分析、综合查询、报表输出和信息共享等功能，及时为医院领导和各部门管理者提供全面、准确的各种数据。

3. 电子病历系统

电子病历系统（electronic medical record，EMR）也叫计算机化的病案系统。它是采用计算机报错、管理、传输和重现的数字化患者医疗记录取代手写纸张病历。电子病历内容涵盖患者在医院诊断治疗全过程的所有记录，包括个人信息、病程记录、检查检验结果、医嘱、手术记录、护理记录等。电子病历是信息技术和网络技术在医疗领域发展的重要产物，是医院病历现代化管理的趋势，其在临床上的应用极大地提高了医院效率和医疗质量。

4. 体检信息管理系统

体检信息管理系统（physical examination information system，PEIS）是专为体检中心的工作流程而设计的，能够满足体检中心的日常工作需要，提供更好的管理、统计和查询分析功能，使得体检过程更为流程化、条理化，更加便于质量控制。同时可以对接医院的 HIS 系统，直接读取 HIS 中的信息，如患者信息、监控档案、诊疗记录等，使得患者体检过程更具完善性，也使得公共服务可以保持数据一致性。

三、其他信息系统

1. 常见健康管理系统

（1）智能健康系统

智能健康系统是指具有记录运动、减脂塑形、科学睡眠、健康服务等功能的智能系统。配合智能穿戴设备，可以实时监测用户的睡眠状态、训练成果、身体生态数据等。同时用户可以制订适合自己的一套训练计划，系统将会按照计划准时督促用户完成目标。

通过长时间使用智能健康系统，可以有效帮助用户改善身体状态，养成良好的运动习惯。

（2）智能血糖监测系统

目前，广泛使用的血糖仪需要患者每天戳破手指 6~7 次取血，这个过程不光痛苦、存在感染风险，还可能错过夜间的血糖峰值，具有较大局限性。这也是我国血糖仪普及率较低的原因之一。为解决这一问题，市面上已出现多种可采用微创方式、动态监测患者血糖信息的产品及系统。主要采用微创针头配合皮下传感器，实时动态将血糖数据传输至系统来实现动态监测。一次佩戴可以持续监测 3~7 天，患者可以实时查看血糖变化。

2. 其他相关系统

随着老龄化进一步加剧，在数量庞大的老年人群体中空巢老年人的数量也在激增，由于周边没有子女亲友的伴随，危险情况发生的概率比一般老年人要高很多，如何能够照护到这部分群体是一个迫在眉睫的现实问题。

如今，随着科技发展，人工智能大范围、多领域普及，基于地理信息系统、可视化监控、人工智能的老年人安全监控系统已面世。主要功能包括以下几个方面。

（1）GPS定位，对老年人位置进行实时监测。

（2）对老年人行动数据进行分析，包括行动距离、行动轨迹等。

（3）对老年人危险情况进行预警，包括跌倒感应、燃气感应、火灾报警等。

（4）提醒服务，通过平台给老年人发送提示消息，如定时服药、定时就医等。

系统可以无缝对接社区服务中心、社区医院、火警系统等机构或政府部门，同时可以在危险发生的第一时间通知老年人的家属或亲友，为空巢老年人的居家养老提供随时陪伴的保护。

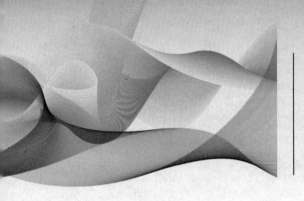

职业模块 ⑥
安全与法律法规
基础知识

培训课程 ① 安全基础知识

学习单元 1　消防安全常识

　　火灾是当今各种灾害中发生较为频繁，危害严重的灾害之一，给人民群众生命财产安全造成极大威胁。

　　老年人由于身体衰弱、反应迟缓等原因，面对火灾时往往更难逃生。因此，了解消防安全法律法规，掌握消防安全基本常识，识别常见火灾隐患，熟悉常见消防器材的存放与使用，提前储备家用消防器具，具备一定的火场逃生技能对老年人及其照护者都是十分重要的。

一、消防安全基础知识

1. 火灾的定义及等级

　　火灾指在时间或空间上失去控制的燃烧所造成的灾害。火灾的形成离不开三个要素，分别是可燃物、助燃物及火源，控制了这三个要素，就可以有效控制火灾。

　　目前，我国将火灾分为特别重大火灾、重大火灾、较大火灾和一般火灾四个等级。

2. 我国的消防体系

　　根据《中华人民共和国消防法》，我国的消防工作贯彻以预防为主、防消结合的方针，按照政府统一领导、部门依法监管、单位全面负责、公民积极参与的原则，实行消防安全责任制，建立健全社会化的消防工作网络。由国务院领导全国的消防工作，由地方各级人民政府负责本行政区域内的消防工作。

3. 与老年人相关的标准、规定

自 2022 年 1 月 1 日起，我国养老服务领域的第一个强制性国家标准《养老机构服务安全基本规范》正式开始实施。标准规定了养老机构服务安全的基本要求、安全风险评估、服务防护、管理要求等内容，明确要求养老机构应符合消防、卫生与健康、环境保护、食品药品、建筑、设施设备标准中的强制性规定及要求。

二、防火的基本措施

由于火灾的形成需要可燃物、助燃物及火源三个基本要素，因此防火的基本措施就是对这三个要素进行有效管控。

1. 控制可燃物

可燃物是指能与氧气或其他氧化剂生成燃烧化学反应的物质，可分为气体可燃物、液体可燃物和固体可燃物三种。为了控制可燃物，人们一般采用不可燃材料进行替代，借助通风等方法降低气体可燃物的浓度，并对能互相反应的化学品分别存放。

2. 隔绝助燃物

助燃物即可以帮助可燃物燃烧的物质，日常生活中的助燃物主要是空气中的氧。此外，各类氧化剂等化学品也是助燃物，如平时消毒使用的高锰酸钾及过氧化氢等。缺乏助燃物时，即便有火源和可燃物同时存在也不会发生燃烧。

3. 消除火源

火源指能让可燃物和助燃物发生燃烧的能量来源，一般是明火或高温物体。常见明火有炉灶火、打火机火、蜡烛火、火柴火等；常见的高温物体有烟头、蚊香头、白炽灯、电暖器等。此外还有电火花及自然生成的雷击放电等。

4. 阻止火势蔓延

阻止火势蔓延即将燃烧控制在一定空间中而不向外扩展，防止火灾造成更大危害。商场等公共场所中的防火门、防火卷帘等消防设备就可以阻止火灾从门窗蔓延，为商场内的顾客及时逃生争取宝贵的时间与空间。

三、常见消防设施

消防设施一般指火灾自动报警系统、自动灭火系统、消火栓系统、防排烟系统、应急广播系统、应急照明系统等。近年来随着消防技术不断发展与完善，还出现了各种适合不同环境的高科技消防设施。

1. 火灾自动报警系统

火灾自动报警系统是由探测器、手动报警按钮、报警控制器、联动控制器及其他辅助设备组成的系统。发生火灾时，探测器或手动报警按钮将灾情信息传给报警控制器，报警控制器在进行报警的同时联动其他系统启动对应的消防设备。

2. 自动灭火系统

自动灭火系统一般包括自动喷水灭火系统和自动气体灭火系统两大类。目前，较为多见的自动灭火系统有七氟丙烷自动灭火系统、混合气体自动灭火系统、二氧化碳自动灭火系统、自动喷水湿式灭火系统和自动喷水干式灭火系统。

3. 消火栓系统

消火栓系统主要由消防水源、消防给水设备、消防给水管网、消火栓设备及控制设备等组成，广泛应用于民房、工厂、仓库、公共场所、船舶等场所。

4. 防排烟系统

防排烟系统由送排风管道、管井、防火阀门及送排风机等设备组成，采用自然排烟或机械排烟方式，有效控制火灾时建筑物内的烟气流动，防止烟气在楼梯间、避难层等空间内聚集，有利于人群安全疏散和消防救援。

5. 应急广播系统

应急广播系统是在发生火灾或其他紧急情况时，通报火灾情况，引导群众疏散的广播设备。一般由音源设备、功率放大器、分路控制器、扬声器及与其他消防设备联动的功能模块组成。

6. 应急照明系统

应急照明系统是指因正常照明的电源失效而启用的照明系统，包括疏散照明、安全照明及备用照明，持续时间一般不少于 30 min。当建筑物内因火灾导致电源中断时，应急照明系统可有效指示疏散通道方位，对人员安全、迅速撤离火场及消防救援工作顺利展开有重要作用。

学习单元 2 火灾隐患与自救方法

一、家庭火灾隐患

家庭中的火灾隐患往往存在于各处，识别所处环境中的火灾隐患并进行宣教，对减轻火灾损害具有重大意义。在评估识别时，不仅要留意装修材料的选择、家用电器及烹饪器具的使用及易燃易爆物品的存放，也要关注被评估人及其他家庭成员的生活习惯，做到全面、立体。

1. 房屋装修

目前，我国居民房屋装修的标准越来越高。然而，由于装修人员消防意识薄弱，往往在房屋结构改造、装修材料选择、电气线路布局等方面留下安全隐患。

结构改造方面，除承重墙不能拆改外，擅自改动燃气管道也是不被允许的。如不慎损坏管线阀门，应立即停工并联系消防部门处理。装修材料应注意选择难燃或不燃材料，不应选择在燃烧时会产生浓烟及有毒气体的材料。另外，施工现场的材料堆放、电线布置、灯具使用及油漆等化学品的存储等问题也应引起足够重视。

2. 家用电器

家用电器如电热毯、电暖器、电热水器及电磁炉等导致的火灾主要原因有短路、过负荷、接触不良等线路问题，以及故障、使用不当等设备问题。因此，在购买电器时应注意选择正规厂商推出的合格产品，不应贪图便宜购买"三无"产品。日常使用时应按说明书维护保养，出现故障时应及时送修。当电器到达报废年限时要果断报废，不得超期服役。

3. 生活用火

日常生活用火不慎是造成火灾的重要因素，因此需要提醒老年人及其照护者注意监控任何被点燃的物品，使用完毕后应立即彻底灭火，以免引发火灾。

（1）烹饪

城市居民应注意天然气管道、阀门及炉具是否漏气。灶具周围不要存放塑料制品、抹布等易燃、可燃物品。烹饪时要保持通风，并注意检查油烟机内积存的废油，避免因明火产生火灾。烹饪时应全程有人照看，防止汤水外溢将火熄灭。烹饪结束后必须确认炉灶已经关闭，防止因随手调成小火导致炊具干烧甚至造成燃气爆炸。乡镇居民应注意不要随意堆放柴火，烹饪时不能离开炉灶，烹饪结束后不要乱倒草木灰，烟囱周围也不要堆放可燃物品，以免被火星引燃。

（2）吸烟

吸烟时不要靠在沙发上或躺在床上，不要在厨房吸烟，也不要在饮酒后吸烟。烟头应丢弃在烟灰缸内，并确认烟头已经彻底熄灭。由于吸烟严重危害健康，最好劝诫并帮助评估对象戒烟。

（3）照明

淘汰白炽灯或明火等照明方式，及时更换环保灯具，注意通风是较为有效的预防方式。使用蜡烛等明火照明时要远离可燃物，最好放在专用的底座或护罩内，不用时要彻底熄灭，并等待彻底降温后再进行收纳。

（4）驱蚊

日常一般使用盘式蚊香、电蚊香或杀虫喷雾，这三种方式均有一定的火灾隐患，应引起注意。点燃盘式蚊香后应放置在铁质或瓷质容器内；电蚊香的工作时间不宜过长，使用完毕后应等待彻底冷却再离开；杀虫喷雾应放在阴凉避光处保存，不得被阳光直射或靠近热源。

4. 易燃易爆物品

家庭生活中的易燃易爆物品如使用、保存不当也会引发火灾。如电动自行车，消费者应选择正规厂家产品，不要私自进行改装拆卸，以免引起电池爆燃。此外，汽油、柴油、香蕉水、油漆及酒精等易燃液体也须妥善保管使用。

二、公共场所火灾隐患

1. 医院及养老机构

医院及养老机构的火灾隐患主要集中于易燃物多、高温设备多、建筑结构复杂、用电负荷大等方面，一旦起火，扑救难度往往较大。因此，医院和养老院在平时应对乙醇等各类易燃试剂及氧气瓶、输氧系统等妥善管理，加强日常防火巡查力度，并对员工、患者或照护对象及其家属进行消防安全知识培训，谨慎使用电暖器、电炉及电水壶等大功率用电设备。

2. 公共娱乐场所

公共娱乐场所的火灾隐患主要集中于用电设备多、着火源多、安全疏散通道堵塞、室内消防设施缺失或损坏、可燃装修材料多等方面。因此，对公共娱乐场所的评估主要围绕这些方面展开，可以参考我国建筑和消防方面的相关标准。

3. 公共交通工具

公共交通工具的火灾隐患各有不同，在进行风险教育时可先了解老年人日常乘坐较多的交通工具，再进行有针对性的讲解。

以生活中较为常见的公共交通工具为例：地铁的安全隐患在于其客流量大、乘客密集、运行环境位于地下等，但我国的每个地铁车站均有完善的消防预案及设备，安全性依然较好；公交车的安全隐患在于车厢环境相对封闭，遇到险情时乘客容易情绪激动，不利于逃生；轮船的安全隐患在于船舶结构复杂、通道狭窄、电气设备多、可燃物多、救援难度大，一旦起火应优先利用救生船逃生。

4. 旅游景区及野外

旅游景区的火灾隐患主要在于火险天气及游客的不文明行为。游客或工作人员进入景区时不应携带易燃易爆物品及打火机、火柴等常见火种。清明节等特殊节日也应文明祭祀，不在景区、林区内烧纸、上香。

三、灭火的方法和火场逃生技能

1. 灭火的基本方法

由于火灾的形成是由可燃物、助燃物和火源这三个要素导致的，因此只要破坏三者中的一者即可灭火。

（1）隔离灭火法

隔离灭火法的原理是将可燃物与火源或空气隔绝开来，如使用泡沫灭火器将燃烧物体表面用泡沫完全覆盖，或用锅盖将起火的炒锅完全覆盖等，都属于隔离灭火法。此外，还应及时关闭电源和燃气管道的阀门开关，并拆掉木门、塑料装饰等建筑结构来阻止火势蔓延。

（2）冷却灭火法

冷却灭火法的原理是将可燃物的温度降到燃点以下，停止可燃物燃烧。最常见的是用水来扑救火灾，或用水给过热物品降温来阻止其继续升温导致燃烧。但当电器、汽油、酒精等引发火灾时，则不应使用水来灭火，否则容易导致更大的伤亡。

（3）窒息灭火法

窒息灭火法的原理是降低空气中的含氧量，切断火灾现场的氧气供给。常用的方法是用惰性气体稀释空气，或用湿麻袋、沙土等不燃或难燃材料覆盖，或关闭防火门阻止空气进入。这种灭火方法只适用于封闭式空间灭火。

（4）抑制灭火法

抑制灭火法的原理是将各种化学灭火剂喷入火中，终止燃烧反应。常见的化学灭火剂有干粉和卤代烷等。灭火时需要充足的灭火剂来阻断燃烧。

需要注意的是，由于老年人身体条件较差，其照护者也往往年龄偏大，在遇到火灾时应优先考虑逃生而非灭火扑救。

2. 火场逃生的基本方法

由于老年人多数时间居于室内，因此应对所处建筑物的疏散通道、安全出口、消防设备等情况做到心中有数，并在平时积极参加消防演练，熟悉逃生路线。

发生火灾时，应立即拨打119火警电话报警，详细报告自己所处位置、周围的烟气及火光大小，冷静判断火势，切勿盲目行动。如需观察火情，可用脚抵住门板，用手背试探门把手温度，或仅将门打开小缝观察。如果着火点在自己上方楼层应向楼下逃生；如果着火点在自己下方楼层且楼道内已经充满烟气，则应尽快前往楼顶平台逃生。

如果火势不大且所处位置接近地面，可以用水淋湿衣物或床单披在身上，保护好口鼻，弯腰或避开烟气匍匐前行，依照应急指示灯方向离开火场。离开火场时应使用楼梯，千万不要使用电梯，防止被困于轿厢内或发生坠亡事故。

如果所处位置较高，且火势、烟气较大，则不要轻易打开门窗，更不要跳楼逃生。此时应尽量紧闭门窗，移走门窗附近的可燃物，晃动应急手电筒或手机屏幕，方便消防人员观察寻找并等待救援。

尤其要注意的是，老年人往往珍惜财物，在逃生时可能因此而延误时机，老年人能力评估师在工作时应对此进行劝诫教育。

学习单元3　公共安全与人身安全概述

在老年人能力评估工作中，老年人能力评估师需要了解公共安全与人身安全的相关概念，熟悉日常生活中容易造成人身伤害的常见原因，从而有效识别环境中的安全隐患，并根据老年人的个体特点进行健康风险教育。

一、公共安全基础知识

1. 公共安全的定义

所谓公共安全，是指社会和公民个人从事和进行正常的生活、工作、学习、娱乐和交往所需要的稳定的外部环境和秩序。公共安全包含信息安全、食品安全、公共卫生安全、公众出行规律安全、避难者行为安全、人员疏散的场地安全、建筑安全、城市生命线安全、网络安全、恶意和非恶意的人身安全和人员疏散等。2006年1月，国务院发布《国家突发公共事件总体应急预案》，作为全国应急预案体系的总纲，规定了国务院应对重大突发公共事件的工作原则、组织体系和运行机制，对于指导地方各级政府和各部门有效处置突发公共事件、保障公众生命财产安全、减少灾害损失具有重要作用，并标志着全国应急预案框架体系初步建成。

2. 突发公共事件的分类与分级

突发公共事件指突然发生的，对不特定人群及其财产构成威胁的紧急事件。依照事件发生的过程、性质和机理，《国家突发公共事件总体应急预案》将突发公共事件主要分为自然灾害、事故灾难、公共卫生事件和社会安全事件四大类。

在我国现行的应急体系中，各地区、各部门都要针对各类可能发生的突发公共事件进行预测预警，并按照其性质、严重程度、可控性和影响范围等因素分为Ⅰ级（特别重大）、Ⅱ级（重大）、Ⅲ级（较大）和Ⅳ级（一般）四级，依次使用红色、橙色、黄色和蓝色来代表。

二、人身安全基础知识

1. 人身安全的定义

人身安全一般指人的生命、健康、行动自由、住宅、人格、名誉等方面的安全。目前，居家环境、机构环境、社区环境及公共环境仍存在大量威胁老年人人身安全的危险隐患。对此，我国政府陆续发布了多个针对老年人群体的强制性国家标准及相关行业标准、团体标准，不仅填补了相关领域空白，也为老年人能力评估师的相关工作开展提供了参考和依据。

2. 造成人身伤害的常见原因

人身伤害的原因主要可归结为自然灾害、意外事故、人为疏忽和不法侵害这四种类型。

自然灾害是指危害人类生存或损害人类生活环境的自然现象，如水灾、旱灾、台风、地震、海啸、蝗灾、山火等。

意外事故是指在人类活动中突然发生并导致不良后果的事件，它并非刻意造成，也难以预见。如老年人在运动时损伤、溺水，或在烹饪时不慎烧烫伤，或在打扫时意外触电等均属于意外事故。

人为疏忽所导致的人身伤害通常指由于部分人员责任心不强、疏忽大意或过于自信致使他人在人身方面受到损害。如公交车驾驶员未按规章制度对车门处进行观察导致乘客摔倒，餐厅厨师未按标准流程清洗食材导致食物中毒等。

不法侵害即因他人的犯罪行为或其他违法行为导致的侵害。这种人身伤害较为多见，如打架斗殴、抢劫盗窃、恶意投毒、家庭暴力以及性侵害等。由于老年人爱面子等心理，某些侵害存在一定的隐蔽性。如果在工作中发现被评估人有可能受到此类侵害时，应及时知会其照护者并寻求所在街道、医疗机构、公安机关等相关机构的帮助。

培训课程 **②**

相关法律法规知识

学习单元1 《中华人民共和国老年人权益保障法》

一、立法宗旨及概况

《中华人民共和国老年人权益保障法》（以下简称《老年人权益保障法》）是为了保障老年人合法权益，发展老龄事业，弘扬中华民族敬老、养老、助老的美德而制定的法律。

《老年人权益保障法》全文共包括总则、家庭赡养与扶养、社会保障、社会服务、社会优待、宜居环境、参与社会发展、法律责任及附则九章。

二、适用范围及原则

1. 老年人的界定

《老年人权益保障法》所称老年人是指六十周岁以上的公民。

2. 国家依法保障老年人的合法权益

国家保障老年人依法享有的权益。老年人有从国家和社会获得物质帮助的权利，有享受社会服务和社会优待的权利，有参与社会发展和共享发展成果的权利。禁止歧视、侮辱、虐待或者遗弃老年人。

3. 积极应对人口老龄化，建立多层次的社会保障、社会养老服务体系

我国将积极应对人口老龄化作为一项长期战略任务。随着社会的发展，国家和社会应当采取措施，健全保障老年人权益的各项制度，逐步改善保障老年

人生活、健康、安全以及参与社会发展的条件，实现老有所养、老有所医、老有所为、老有所学、老有所乐。

同时，我国将建立多层次的社会保障体系，逐步提高对老年人的保障水平；建立和完善以居家为基础、社区为依托、机构为支撑的社会养老服务体系。

4. 保障老年人合法权益是全社会的共同责任

国家机关、社会团体、企业事业单位和其他组织应当按照各自职责，做好老年人权益保障工作。基层群众性自治组织和依法设立的老年人组织应当反映老年人的要求，维护老年人合法权益，为老年人服务。提倡、鼓励义务为老年人服务。

5. 增强全社会积极应对人口老龄化意识

全社会应当广泛开展敬老、养老、助老宣传教育活动，树立尊重、关心、帮助老年人的社会风尚。青少年组织、学校和幼儿园应当对青少年和儿童进行敬老、养老、助老的道德教育和维护老年人合法权益的法治教育。广播、电影、电视、报刊、网络等应当反映老年人的生活，开展维护老年人合法权益的宣传，为老年人服务。

三、主要内容

1. 家庭赡养与扶养

（1）老年人养老以居家为基础，家庭成员应当尊重、关心和照料老年人。

（2）赡养人[①]应当勤勉尽职地对老年人履行赡养义务，主要包括如下方面：

1）赡养人应当履行对老年人经济上供养、生活上照料和精神上慰藉的义务。

2）赡养人应当使患病的老年人及时得到治疗和护理。

3）赡养人应当妥善安排老年人的住房，子女或者其他亲属不得侵占老年人自有的或者承租的住房。

4）赡养人不得以放弃继承权或者其他理由，拒绝履行赡养义务。

（3）老年人的婚姻自由受法律保护。

（4）老年人的合法财产权益受法律保护。

（5）禁止对老年人实施家庭暴力。

---

① 赡养人：是指老年人的子女以及其他依法负有赡养义务的人。

2. 社会保障

（1）通过基本养老保险制度，保障老年人的基本生活。

（2）通过基本医疗保险制度，保障老年人的基本医疗需要。

（3）逐步开展长期护理保障工作，保障老年人的护理需求。

（4）对经济困难的老年人给予基本生活、医疗、居住或者其他救助。

（5）建立和完善老年人福利制度，根据经济社会发展水平和老年人的实际需要，增加老年人的社会福利。

（6）老年人依法享有的养老金、医疗待遇和其他待遇应当得到保障，有关机构必须按时足额支付，不得克扣、拖欠或者挪用。

3. 社会服务

（1）采取措施扶持老年人专业服务机构及其他组织和个人。

（2）各级政府和有关部门应当把老年医疗卫生服务纳入城乡医疗卫生服务规划。

（3）逐步加大养老服务的投入。

（4）对老年服务体系进行监督管理。

（5）政府投资兴办的养老机构，应当优先保障经济困难的孤寡、失能、高龄等老年人的服务需求。

（6）国家建立健全养老服务人才培养、使用、评价和激励制度。

（7）鼓励为老年人提供保健、护理、临终关怀等服务，鼓励医疗机构开设老年病的专科或门诊。

（8）加强老年医学研究和健康教育。

4. 社会优待

（1）制定优待老年人相关办法。

（2）及时、便利地为老年人享受社会保障及服务提供条件。

（3）涉及老年人权益事项应当询问并优先办理。

（4）针对老年人权益受损提供法律援助。

（5）老年人优先就医。

（6）老年人交通优待。

（7）老年人参观优待。

5. 宜居环境

（1）国家采取措施，推进宜居环境建设，为老年人提供安全、便利和舒适的环境。

（2）国家推动老年宜居社区建设，引导、支持老年宜居住宅的开发，推动和扶持老年人家庭无障碍设施的改造，为老年人创造无障碍居住环境。

6. 参与社会发展

（1）国家和社会应当重视、珍惜老年人的知识、技能、经验和优良品德，发挥老年人的专长和作用，保障老年人参与经济、政治、文化和社会生活。

（2）老年人可以通过老年人组织，开展有益身心健康的活动。

（3）制定法律、法规、规章和公共政策，涉及老年人权益重大问题的，应当听取老年人和老年人组织的意见。

（4）国家为老年人参与社会发展创造条件。

（5）老年人参加劳动的合法收入受法律保护。任何单位和个人不得安排老年人从事危害其身心健康的劳动或者危险作业。

（6）老年人有继续受教育的权利。国家发展老年教育，把老年教育纳入终身教育体系，鼓励社会办好各类老年学校。

7. 法律责任

（1）及时处理侵犯老年人合法权益的纠纷。

（2）人民法院对老年人追索赡养费或者扶养费的申请，可以依法裁定先予执行。

（3）家庭成员盗窃、诈骗、抢夺、侵占、勒索、故意损毁老年人财物，侮辱、诽谤老年人，构成违反治安管理行为的，依法给予治安管理处罚；构成犯罪的，依法追究刑事责任。

（4）养老机构及其工作人员侵害老年人人身和财产权益，或者未按照约定提供服务的，依法承担民事责任；构成犯罪的，依法追究刑事责任。

（5）对养老机构负有管理和监督职责的部门及其工作人员滥用职权、玩忽职守、徇私舞弊的，对直接负责的主管人员和其他直接责任人员依法给予处分；构成犯罪的，依法追究刑事责任。

（6）不按规定履行优待老年人义务的，由有关主管部门责令改正。

学习单元 2 《中华人民共和国劳动法》

一、立法宗旨及概况

《中华人民共和国劳动法》（以下简称《劳动法》）是为了保护劳动者的合法权益，调整劳动关系，建立和维护适应社会主义市场经济的劳动制度，促进经济发展和社会进步而制定的法律。

二、适用范围及原则

在我国境内的企业、个体经济组织（以下统称用人单位）和与之形成劳动关系的劳动者，国家机关、事业组织、社会团体和与之建立劳动合同关系的劳动者，均适用《劳动法》。

三、主要内容

《劳动法》主要包括保护劳动者的合法权益、调整劳动关系、促进就业及职业培训、社会保险和福利、劳动争议解决等方面，主要内容如下。

1. 劳动者享有平等就业和选择职业的权利、取得劳动报酬的权利、休息休假的权利、获得劳动安全卫生保护的权利、接受职业技能培训的权利、享受社会保险和福利的权利、提请劳动争议处理的权利以及法律规定的其他劳动权利。

2. 用人单位应当依法建立和完善规章制度，保障劳动者享有劳动权利和履行劳动义务。用人单位必须建立、健全劳动安全卫生制度，严格执行国家劳动安全卫生规程和标准，对劳动者进行劳动安全卫生教育，防止劳动过程中的事故，减少职业危害。

3. 国家采取各种措施，促进劳动就业，发展职业教育，制定劳动标准，调节社会收入，完善社会保险，协调劳动关系，逐步提高劳动者的生活水平。

4. 用人单位与劳动者发生劳动争议，当事人可以依法申请调解、仲裁、提起诉讼，也可以协商解决。调解原则适用于仲裁和诉讼程序。解决劳动争议，应当根据合法、公正、及时处理的原则，依法维护劳动争议当事人的合法权益。

学习单元 3　《中华人民共和国劳动合同法》

一、立法宗旨及概况

《中华人民共和国劳动合同法》（以下简称《劳动合同法》）是为了完善劳动合同制度，明确劳动合同双方当事人的权利和义务，保护劳动者的合法权益，构建和发展和谐稳定的劳动关系而制定的法律。

二、适用范围及原则

1. 适用范围

我国境内的企业、个体经济组织、民办非企业单位等组织（以下简称用人单位）与劳动者建立劳动关系，国家机关、事业单位、社会团体和与其建立劳动关系的劳动者，订立、履行、变更、解除或者终止劳动合同，适用《劳动合同法》。

2. 原则

订立劳动合同，应当遵循合法、公平、平等自愿、协商一致、诚实信用的原则。依法订立的劳动合同具有约束力，用人单位与劳动者应当履行劳动合同约定的义务。

三、主要内容

《劳动合同法》包括总则、劳动合同的订立、劳动合同的履行和变更、劳动合同的解除和终止、特别规定、监督检查、法律责任等部分，主要内容如下。

1. 用人单位自用工之日起即与劳动者建立劳动关系，应当订立书面劳动合同。

2. 劳动合同的类型及试用期的规定如下。

（1）劳动合同分为固定期限劳动合同、无固定期限劳动合同和以完成一定工作任务为期限的劳动合同。

（2）劳动合同期限三个月以上不满一年的，试用期不得超过一个月；劳动合同期限一年以上不满三年的，试用期不得超过二个月；三年以上固定期限和无固定期限的劳动合同，试用期不得超过六个月。

3. 劳动合同的解除。包括用人单位与劳动者协商一致、劳动者提前三十日以书面形式通知用人单位等情况。

4. 服务期、保密义务和竞业限制。

5. 建立劳动合同制度的监督管理体制。

学习单元4 《中华人民共和国民法典》

一、立法宗旨及概况

《中华人民共和国民法典》（以下简称《民法典》）共包括总则、物权、合同、人格权、婚姻家庭、继承、侵权责任和附则。

二、适用范围及原则

1. 适用范围

《民法典》调整平等主体的自然人、法人和非法人组织之间的人身关系和财产关系。

2. 原则

（1）平等原则

民事主体在民事活动中的法律地位一律平等。

（2）自愿原则

民事主体从事民事活动，应当遵循自愿原则，按照自己的意思设立、变更、终止民事法律关系。

（3）公平原则

民事主体从事民事活动，应当遵循公平原则，合理确定各方的权利和义务。

（4）诚信原则

民事主体从事民事活动，应当遵循诚信原则，秉持诚实，恪守承诺。

（5）守法与公序良俗原则

民事主体从事民事活动，不得违反法律，不得违背公序良俗。

（6）绿色原则

民事主体从事民事活动，应当有利于节约资源、保护生态环境。

三、主要内容

《民法典》对于老年人权益保护的规定主要包括以下内容。

1. 老有所养：赡养

成年子女对父母负有赡养、扶助和保护的义务。成年子女不履行赡养义务的，缺乏劳动能力或者生活困难的父母，有要求成年子女给付赡养费的权利。

2. 老有所依：规定意定监护制度

（1）具有完全民事行为能力的成年人，可以与其近亲属、其他愿意担任监护人的个人或者组织事先协商，以书面形式确定自己的监护人，在自己丧失或者部分丧失民事行为能力时，由该监护人履行监护职责。

（2）监护人的职责是代理被监护人实施民事法律行为，保护被监护人的人身权利、财产权利以及其他合法权益等。监护人依法履行监护职责产生的权利，受法律保护。监护人不履行监护职责或者侵害被监护人合法权益的，应当承担法律责任。因发生突发事件等紧急情况，监护人暂时无法履行监护职责，被监护人的生活处于无人照料状态的，被监护人住所地的居民委员会、村民委员会或者民政部门应当为被监护人安排必要的临时生活照料措施。

3. 老有所居：规定居住权制度

（1）居住人有权按照合同约定，对他人的住宅享有占有、使用的用益物权，以满足生活居住的需要。

（2）居住权无偿设立，但是当事人另有约定的除外。设立居住权的，应当向登记机构申请居住权登记。居住权自登记时设立。

（3）居住权不得转让、继承。设立居住权的住宅不得出租，但是当事人另有约定的除外。

（4）居住权期限届满或者居住权人死亡的，居住权消灭。居住权消灭的，应当及时办理注销登记。

4. 老有所安：完善继承相关规定

（1）遗嘱人可以撤回、变更自己所立的遗嘱。立遗嘱后，遗嘱人实施与遗嘱内容相反的民事法律行为的，视为对遗嘱相关内容的撤回。立有数份遗嘱，内容相抵触的，以最后的遗嘱为准。

（2）规定了自书遗嘱、代书遗嘱、打印遗嘱、以录音录像形式订立遗嘱、口头遗嘱、公证遗嘱等多种遗嘱订立方式。

（3）扩大代位继承范围。

（4）扩大遗赠扶养范围。

学习单元 5 《中华人民共和国基本医疗卫生与健康促进法》

一、立法宗旨及概况

《中华人民共和国基本医疗卫生与健康促进法》（以下简称《基本医疗卫生与健康促进法》）是为了发展医疗卫生与健康事业，保障公民享有基本医疗卫生服务，提高公民健康水平，推进健康中国建设，根据宪法制定的法律。

二、适用范围及原则

1. 适用范围

从事医疗卫生、健康促进及其监督管理活动，均适用《基本医疗卫生与健康促进法》。

2. 原则

医疗卫生与健康事业应当坚持以人民为中心，为人民健康服务。医疗卫生事业应当坚持公益性原则。

三、主要内容

《基本医疗卫生与健康促进法》涵盖基本医疗卫生服务、医疗卫生机构和人员、药品供应保障、健康促进、资金保障、监督管理、法律责任等方面内容，确立了基本医疗卫生制度、分级诊疗、现代医院管理、全民基本医保、药品供应保障、医疗卫生综合监管等基本制度。

1. 基本医疗卫生制度

国家建立基本医疗卫生制度，建立健全医疗卫生服务体系，保护和实现公民获得基本医疗卫生服务的权利。

2. 基本医疗卫生服务

（1）基本医疗卫生服务 [1] 包括基本公共卫生服务和基本医疗服务。基本公共卫生服务由国家免费提供。

（2）基本医疗卫生服务主要由政府举办的医疗卫生机构提供。

（3）国家发展老年人保健事业。

3. 推进分级诊疗制度

国家推进基本医疗服务实行分级诊疗制度，并推进基层医疗卫生机构实行家庭医生签约服务，建立家庭医生服务团队，与居民签订协议，根据居民健康状况和医疗需求提供基本医疗卫生服务。

4. 完善药品供应保障制度

国家完善药品供应保障制度，建立工作协调机制，保障药品的安全、有效、可及。

5. 鼓励发展长期护理保险

国家制定并实施未成年人、妇女、老年人、残疾人等的健康工作计划，加强重点人群健康服务。国家推动长期护理保障工作，鼓励发展长期护理保险。

6. 建立多层次医疗保险体系

国家建立以基本医疗保险为主体，商业健康保险、医疗救助、职工互助医疗和医疗慈善服务等为补充的、多层次的医疗保障体系。国家鼓励发展商业健康保险，满足人民群众多样化健康保障需求。国家完善医疗救助制度，保障符合条件的困难群众获得基本医疗服务。

学习单元6 《中华人民共和国社会保险法》

一、立法宗旨及概况

《中华人民共和国社会保险法》（以下简称《社会保险法》）是为了规范社会保险关系，维护公民参加社会保险和享受社会保险待遇的合法权益，使公民共享发展成果，促进社会和谐稳定，根据宪法制定的法律。

---

[1]　基本医疗卫生服务：是指维护人体健康所必需、与经济社会发展水平相适应、公民可公平获得的，采用适宜药物、适宜技术、适宜设备提供的疾病预防、诊断、治疗、护理和康复等服务。

二、适用范围及原则

国家建立基本养老保险、基本医疗保险、工伤保险、失业保险、生育保险等社会保险制度，保障公民在年老、疾病、工伤、失业、生育等情况下依法从国家和社会获得物质帮助的权利。社会保险制度坚持广覆盖、保基本、多层次、可持续的方针，社会保险水平应当与经济社会发展水平相适应。

三、主要内容

1. 依法缴纳社会保险费

我国境内的用人单位和个人应依法缴纳社会保险费，有权查询缴费记录、个人权益记录，要求社会保险经办机构提供社会保险咨询等相关服务。个人依法享受社会保险待遇，有权监督本单位为其缴费情况。

2. 严格监管

国家对社会保险基金实行严格监管。国务院和省、自治区、直辖市人民政府建立健全社会保险基金监督管理制度，保障社会保险基金安全、有效运行。县级以上人民政府采取措施，鼓励和支持社会各方面参与社会保险基金的监督。

3. 基本养老保险

（1）职工应当参加基本养老保险，由用人单位和职工共同缴纳基本养老保险费。无雇工的个体工商户、未在用人单位参加基本养老保险的非全日制从业人员以及其他灵活就业人员可以参加基本养老保险，由个人缴纳基本养老保险费。公务员和参照公务员法管理的工作人员养老保险的办法由国务院规定。

（2）基本养老保险实行社会统筹与个人账户相结合。基本养老保险基金由用人单位和个人缴费以及政府补贴等组成。

（3）国家建立和完善新型农村社会养老保险制度。新型农村社会养老保险实行个人缴费、集体补助和政府补贴相结合。

（4）国家建立和完善城镇居民社会养老保险制度。省、自治区、直辖市人民政府根据实际情况，可以将城镇居民社会养老保险和新型农村社会养老保险合并实施。

4. 基本医疗保险

（1）职工应当参加职工基本医疗保险，由用人单位和职工按照国家规定共同缴纳基本医疗保险费。无雇工的个体工商户、未在用人单位参加职工基本医疗保险的非全日制从业人员以及其他灵活就业人员可以参加职工基本医疗保险，由个人按照国家规定缴纳基本医疗保险费。

（2）国家建立和完善新型农村合作医疗制度。新型农村合作医疗的管理办法，由国务院规定。

（3）国家建立和完善城镇居民基本医疗保险制度。城镇居民基本医疗保险实行个人缴费和政府补贴相结合。享受最低生活保障的人、丧失劳动能力的残疾人、低收入家庭六十周岁以上的老年人和未成年人等所需个人缴费部分，由政府给予补贴。

（4）参加职工基本医疗保险的个人，达到法定退休年龄时累计缴费达到国家规定年限的，退休后不再缴纳基本医疗保险费，按照国家规定享受基本医疗保险待遇；未达到国家规定年限的，可以缴费至国家规定年限。

（5）参保人员医疗费用中应当由基本医疗保险基金支付的部分，由社会保险经办机构与医疗机构、药品经营单位直接结算。社会保险行政部门和卫生行政部门应当建立异地就医医疗费用结算制度，方便参保人员享受基本医疗保险待遇。

5. 工伤保险

职工应当参加工伤保险，由用人单位缴纳工伤保险费，职工不缴纳工伤保险费。

6. 失业保险

职工应当参加失业保险，由用人单位和职工按照国家规定共同缴纳失业保险费。

7. 生育保险

职工应当参加生育保险，由用人单位按照国家规定缴纳生育保险费，职工不缴纳生育保险费。

8. 相关处罚

用人单位不办理社会保险登记的，由社会保险行政部门责令限期改正；逾期不改正的，对用人单位处应缴社会保险费数额一倍以上三倍以下的罚款，对其直接负责的主管人员和其他直接责任人员处五百元以上三千元以下的罚款。

学习单元 7 《中华人民共和国消防法》

一、立法宗旨及概况

《中华人民共和国消防法》（以下简称《消防法》）是为了预防火灾和减少火灾危害，加强应急救援工作，保护人身、财产安全，维护公共安全而制定的法律。

二、适用范围及原则

消防工作贯彻预防为主、防消结合的方针，按照政府统一领导、部门依法监管、单位全面负责、公民积极参与的原则，实行消防安全责任制，建立健全社会化的消防工作网络。

三、主要内容

1. 火灾预防

（1）地方各级人民政府应当将包括消防安全布局、消防站、消防供水、消防通信、消防车通道、消防装备等内容的消防规划纳入城乡规划，并负责组织实施。

（2）建设工程的消防设计、施工必须符合国家工程建设消防技术标准。

（3）建设单位应当向住房和城乡建设主管部门申请消防验收。

（4）单位的主要负责人是本单位的消防安全责任人。

2. 消防组织

各级人民政府应当加强消防组织建设，根据经济社会发展的需要，建立多种形式的消防组织，加强消防技术人才培养，增强火灾预防、扑救和应急救援的能力。

3. 灭火救援

（1）县级以上地方人民政府应当组织有关部门针对本行政区域内的火灾特点制定应急预案，建立应急反应和处置机制，为火灾扑救和应急救援工作提供人员、装备等保障。

（2）任何人发现火灾都应当立即报警。

4. 监督检查

（1）地方各级人民政府应当落实消防工作责任制，对本级人民政府有关部门履行消防安全职责的情况进行监督检查。

（2）消防救援机构应当对机关、团体、企业、事业等单位遵守消防法律、法规的情况依法进行监督检查。

5. 法律责任

机关、团体、企业、事业等单位违反《消防法》规定，各主管部门按照各自职权责令限期改正、停止施工、停止使用或者停产停业，并处罚款；对其直接负责的主管人员和其他直接责任人员依法给予处分或者给予警告处罚；构成犯罪的，依法追究刑事责任。

附　　录

表 1　老年人能力评估指标

一级指标	二级指标
自理能力	进食、修饰、洗澡、穿/脱上衣、穿/脱裤子和鞋袜、小便控制、大便控制、如厕
基础运动能力	床上体位转移、床椅转移、平地行走、上下楼梯
精神状态	时间定向、空间定向、人物定向、记忆、理解能力、表达能力、攻击行为、抑郁症状、意识水平
感知觉与社会参与	视力、听力、执行日常事务、使用交通工具外出、社会交往能力

表 2　老年人能力等级划分

能力等级	等级名称	等级划分
0	能力完好	总分 90
1	能力轻度受损（轻度失能）	总分 66～89
2	能力中度受损（中度失能）	总分 46～65
3	能力重度受损（重度失能）	总分 30～45
4	能力完全丧失（完全失能）	总分 0～29

　　说明 1：处于昏迷状态者，直接评定为能力完全丧失（完全失能）。若意识状态改变，应重新进行评估。

　　说明 2：有以下情况之一者，在原有能力级别上应提高一个级别：①确诊为痴呆（F00～F03）；②精神科专科医生诊断的其他精神和行为障碍疾病（F04～F99）；③近 30 天内发生过 2 次及以上照护风险事件（如跌倒、噎食、自杀、自伤、走失等）。

　　注：说明 2 中 F00～F99 是 ICD-10（国际疾病分类第 10 次修订本）精神和行为障碍诊断编码号。

表3 老年人能力评估标准表（试行）

日常生活活动能力	精神状态与社会参与能力				感知觉与沟通能力			
	0分	1~8分	9~24分	25~40分	0分	1~4分	5~8分	9~12分
0分	完好	完好	轻度受损	轻度受损	完好	完好	轻度受损	轻度受损
1~20分	轻度受损	轻度受损	中度受损	中度受损	轻度受损	轻度受损	中度受损	中度受损
21~40分	中度受损	中度受损	中度受损	重度受损	中度受损	中度受损	中度受损	重度受损
41~60分	重度受损	重度受损	重度受损	重度受损	重度受损	重度受损	重度受损	重度受损

表 4　老年人能力评估基本信息表

A.1　评估信息表

表 A.1 规定了评估信息所需填写的内容。

表 A.1　评估信息表

A.1.1 评估编号	□□□□□□□□
A.1.2 评估基准日期	□□□□年□□月□□日
A.1.3 评估原因	□首次评估　□常规评估　□即时评估 □因对评估结果有疑问进行的复评　□其他_____

A.2　评估对象基本信息表

表 A.2 规定了评估对象所需填写的基本信息的内容。

表 A.2　评估对象基本信息表

A.2.1 姓名	
A.2.2 性别	□男　□女
A.2.3 出生日期	□□□□年□□月□□日
A.2.4 身高	_____cm
A.2.5 体重	_____kg
A.2.6 民族	□汉族　□少数民族:_____族
A.2.7 宗教信仰	□无　□有_____
A.2.8 居民身份证号码	□□□□□□□□□□□□□□□□□□
A.2.9 文化程度	□文盲　□小学　□初中　□高中/技校/中专 □大学专科及以上　□不详
A.2.10 居住情况（多选）	□独居　□与配偶居住　□与子女居住　□与父母居住 □与兄弟姐妹居住　□与其他亲属居住 □与非亲属关系的人居住　□养老机构
A.2.11 婚姻状况	□未婚　□已婚　□丧偶　□离婚　□未说明
A.2.12 医疗费用支付方式（多选）	□城镇职工基本医疗保险　□城乡居民基本医疗保险　□自费 □公务员补助　□企业补充保险　□公费医疗及医疗照顾对象 □医疗救助　□大病保险
A.2.13 经济来源（多选）	□退休金/养老金　□子女补贴　□亲友资助 □国家普惠型补贴　□个人储蓄　□其他补贴

A.2.14 近30天内照护风险事件	A.2.14.1 跌倒	□无 □发生过1次 □发生过2次 □发生过3次及以上
	A.2.14.2 走失	□无 □发生过1次 □发生过2次 □发生过3次及以上
	A.2.14.3 噎食	□无 □发生过1次 □发生过2次 □发生过3次及以上
	A.2.14.4 自杀、自伤	□无 □发生过1次 □发生过2次 □发生过3次及以上
	A.2.14.5 其他	□无 □发生过1次 □发生过2次 □发生过3次及以上

A.3 信息提供者及联系人信息表

表 A.3 规定信息提供者及联系人所需填写的信息内容。

表 A.3 信息提供者及联系人信息表

A.3.1 信息提供者的姓名	
A.3.2 信息提供者与老年人的关系	□本人 □配偶 □子女 □其他亲属 □雇佣照护者 □村（居）民委员会工作人员 □其他_____
A.3.3 联系人姓名	
A.3.4 联系人电话	

A.4 疾病诊断和用药情况

表 A.4 规定了疾病诊断和用药情况所需填写的内容。

表 A.4 疾病诊断和用药情况表

A.4.1 疾病诊断（可多选）

□高血压病Ⅰ10～Ⅰ15 □冠心病Ⅰ25 □糖尿病E10～E14 □肺炎J12～J18

□慢性阻塞性肺疾病J44 □脑出血Ⅰ60～Ⅰ62 □脑梗死Ⅰ63 □尿路感染（30天内）

□帕金森综合征G20～G22 □慢性肾衰竭N18～N19

□肝硬化K74 □消化性溃疡K20～K31 □肿瘤C00～D48 □截肢（6个月内）

□骨折（3个月内）M84 □癫痫G40 □甲状腺功能减退症E01～E03

□白内障H25～H26 □青光眼H40～H42 □骨质疏松症M80～82 □痴呆F00～F03

□其他精神和行为障碍F04～F99

□其他（请补充）：_____

注：疾病诊断后面编码根据ICD-10（国际疾病分类第10次修订本）的诊断编码号。

A.4.2 用药情况（目前长期服药情况）

序号	药物名称	服药方法	用药剂量	用药频率
1				
2				
3				
4				

A.5 健康相关问题

表 A.5 给出了老年人健康相关问题的内容。

表 A.5 健康相关问题

A.5.1 压力性损伤	□无 □Ⅰ期：皮肤完好，出现指压不会变白的红印 □Ⅱ期：皮肤真皮层损失、暴露，出现水疱 □Ⅲ期：全层皮肤缺失，可见脂肪、肉芽组织以及边缘内卷 □Ⅳ期：全层皮肤、组织缺失，可见肌腱、肌肉、腱膜，以及边缘内卷，伴随隧道、潜行 □不可分期：全身皮肤、组织被腐肉、焦痂掩盖，无法确认组织缺失程度，去除腐肉、焦痂才可判断损伤程度
A.5.2 关节活动度	□无，没有影响日常生活功能 □是，影响日常生活功能，部位_____ □无法判断
A.5.3 伤口情况（可多选）	□无　□擦伤　□烧烫伤　□术后伤口　□糖尿病足溃疡 □血管性溃疡　□其他伤口
A.5.4 特殊护理情况（可多选）	□无　□胃管　□尿管　□气管切开　□胃/肠/膀胱造瘘 □无创呼吸机　□透析　□其他
A.5.5 疼痛感 注：通过表情反应和询问来判断。	□无疼痛　□轻度疼痛　□中度疼痛（尚可忍受的程度） □重度疼痛（无法忍受的程度）□不知道或无法判断
A.5.6 牙齿缺失情况（可多选）	□无缺损 □牙体缺损（如龋齿、楔状缺损） □牙列缺损：○非对位牙缺失○单侧对位牙缺失○双侧对位牙缺失 □牙列缺失：○上颌牙缺失　○下颌牙缺失　○全口牙缺失
A.5.7 义齿佩戴情况（可多选）	□无义齿　□固定义齿　□可摘局部义齿　□可摘全/半口义齿

A.5.8 吞咽困难的情形和症状（可多选）	□无 □抱怨吞咽困难或吞咽时会疼痛 □吃东西或喝水时出现咳嗽或呛咳 □用餐后嘴中仍含着食物或留有残余食物 □当喝或吃流质或固体的食物时，食物会从嘴角边流失 □有流口水的情况
A.5.9 营养不良：身体质量指数（BMI）低于正常值 注：BMI= 体重（kg）/［身高（m）］²。	□无　□有
A.5.10 清理呼吸道无效	□无　□有
A.5.11 昏迷	□无　□有
A.5.12 其他（请补充）：	

表 5　老年人能力评估各项指标和评分

B.1　老年人能力评估表

表 B.1 规定了老年人能力评估的内容。

表 B.1　老年人能力评估表

B.1.1 进食：使用适当的器具将食物送入口中并咽下	
□分	4分：独立使用器具将食物送进口中并咽下，没有呛咳
	3分：在他人指导或提示下完成，或独立使用辅具，没有呛咳
	2分：进食中需要少量接触式协助，偶尔（每月一次及以上）呛咳
	1分：在进食中需要大量接触式协助，经常（每周一次及以上）呛咳
	0分：完全依赖他人协助进食，或吞咽困难，或留置营养管
B.1.2 修饰：指洗脸、刷牙、梳头、刮脸、剪指（趾）甲等	
□分	4分：独立完成，不需要协助
	3分：在他人指导或提示下完成
	2分：需要他人协助，但以自身完成为主
	1分：主要依靠他人协助，自身能给予配合
	0分：完全依赖他人协助，且不能给予配合
B.1.3 洗澡：清洗和擦干身体	
□分	4分：独立完成，不需要协助
	3分：在他人指导或提示下完成
	2分：需要他人协助，但以自身完成为主
	1分：主要依靠他人协助，自身能给予配合
	0分：完全依赖他人协助，且不能给予配合
B.1.4 穿/脱上衣：指穿/脱上身衣服、系扣、拉拉链等	
□分	4分：独立完成，不需要他人协助
	3分：在他人指导或提示下完成
	2分：需要他人协助，但以自身完成为主
	1分：主要依靠他人协助，自身能给予配合
	0分：完全依赖他人协助，且不能给予配合
B.1.5 穿/脱裤子和鞋袜：指穿/脱裤子、鞋袜等	
□分	4分：独立完成，不需要他人协助
	3分：在他人指导或提示下完成
	2分：需要他人协助，但以自身完成为主
	1分：主要依靠他人协助，自身能给予配合
	0分：完全依赖他人协助，且不能给予配合

续表

B.1.6 小便控制：控制和排出尿液的能力	
□分	4分：可自行控制排尿，排尿次数、排尿控制均正常
	3分：白天可自行控制排尿次数，夜间出现排尿次数增多、排尿控制较差，或自行使用尿布、尿垫等辅助用物
	2分：白天大部分时间可自行控制排尿，偶出现（每天＜1次，但每周＞1次）尿失禁，夜间控制排尿较差，或他人少量协助使用尿布、尿垫等辅助用物
	1分：白天大部分时间不能控制排尿（每天≥1次，但尚非完全失控），夜间出现尿失禁，或他人大量协助使用尿布、尿垫等辅助用物
	0分：小便失禁，完全不能控制排尿，或留置导尿管
B.1.7 大便控制：控制和排出粪便的能力	
□分	4分：可正常自行控制大便排出
	3分：有时出现（每周＜1次）便秘或大便失禁，或自行使用开塞露、尿垫等辅助用物
	2分：经常出现（每天＜1次，但每周＞1次）便秘或大便失禁，或他人少量协助使用开塞露、尿垫等辅助用物
	1分：大部分时间均出现（每天≥1次）便秘或大便失禁，但尚非完全失控，或他人大量协助使用开塞露、尿垫等辅助用物
	0分：严重便秘或者完全大便失禁，需要依赖他人协助排便或清洁皮肤
B.1.8 如厕：上厕所排泄大小便，并清洁身体 注：评估中强调排泄前解开裤子、完成排泄后清洁身体、穿上裤子。	
□分	4分：独立完成，不需要他人协助
	3分：在他人指导或提示下完成
	2分：需要他人协助，但以自身完成为主
	1分：主要依靠他人协助，自身能给予配合
	0分：完全依赖他人协助，且不能给予配合
总计得分：	

B.2 基础运动能力评估表

表 B.2 规定了基础运动能力评估的内容。

表 B.2 基础运动能力评估表

B.2.1 床上体位转移：卧床翻身及坐起躺下	
□分	4分：独立完成，不需要他人协助
	3分：在他人指导或提示下完成
	2分：需要他人协助，但以自身完成为主
	1分：主要依靠他人协助，自身能给予配合
	0分：完全依赖他人协助，且不能给予配合

B.2.2 床椅转移：从坐位到站位，再从站位到坐位的转换过程	
□分	4分：独立完成，不需要他人协助
	3分：在他人指导或提示下完成
	2分：需要他人协助，但以自身完成为主
	1分：主要依靠他人协助，自身能给予配合
	0分：完全依赖他人协助，且不能给予配合

B.2.3 平地行走：双脚交互的方式在地面行动，总是一只脚在前 注：包括他人辅助和使用辅助器具的步行。	
□分	4分：独立平地步行50 m左右，不需要协助，无摔倒风险
	3分：能平地步行50 m左右，存在摔倒风险，需要他人监护或指导，或使用拐杖、助行器等辅助工具
	2分：在步行时需要他人少量扶持协助
	1分：在步行时需要他人大量扶持协助
	0分：完全不能步行

B.2.4 上下楼梯：双脚交替完成楼梯台阶连续的上下移动	
□分	3分：可独立上下楼梯（连续上下10~15个台阶），不需要协助
	2分：在他人指导或提示下完成
	1分：需要他人协助，但以自身完成为主
	0分：主要依靠他人协助，自身能给予配合；或者完全依赖他人协助，且不能给予配合

总计得分：

B.3 精神状态评估表

表B.3规定了精神状态评估的内容。

表B.3 精神状态评估表

B.3.1 时间定向：知道并确认时间的能力	
□分	4分：时间观念（年、月）清楚，日期（或星期几）可相差一天
	3分：时间观念有些下降，年、月、日（或星期几）不能全部分清（相差两天或以上）
	2分：时间观念较差，年、月、日不清楚，可知上半年或下半年或季节
	1分：时间观念很差，年、月、日不清楚，可知上午、下午或白天、夜间
	0分：无时间观念

B.3.2 空间定向：知道并确认空间的能力	
□分	4分：能在日常生活范围内单独外出，如在日常居住小区内独自外出购物等
	3分：不能单独外出，但能准确知道自己日常生活所在地的地址信息
	2分：不能单独外出，但知道较多有关自己日常生活的地址信息
	1分：不能单独外出，但知道较少自己居住或生活所在地的地址信息
	0分：不能单独外出，无空间观念
B.3.3 人物定向：知道并确认人物的能力	
□分	4分：认识长期共同一起生活的人，能称呼并知道关系
	3分：能认识大部分共同生活居住的人，能称呼或知道关系
	2分：能认识部分日常同住的亲人或照护者等，能称呼或知道关系等
	1分：只认识自己或极少数日常同住的亲人或照护者等
	0分：不认识任何人（包括自己）
B.3.4 记忆：短时、近期和远期记忆能力	
□分	4分：总是能保持与社会、年龄所适应的记忆能力，能完整地回忆
	3分：出现轻度的记忆紊乱或回忆不能（不能回忆即时信息，3个词语经过5 min 后仅能回忆0~1个）
	2分：出现中度的记忆紊乱或回忆不能（不能回忆近期记忆，不记得上一顿饭吃了什么）
	1分：出现重度的记忆紊乱或回忆不能（不能回忆远期记忆，不记得自己老朋友）
	0分：记忆完全紊乱或者完全不能对既往事物进行正确的回忆
B.3.5 理解能力：理解语言信息和非语言信息的能力（可借助平时使用助听设备等），即理解别人的话	
□分	4分：能正常理解他人的话
	3分：能理解他人的话，但需要增加时间
	2分：理解有困难，需频繁重复或简化口头表达
	1分：理解有严重困难，需要大量他人帮助
	0分：完全不能理解他人的话
B.3.6 表达能力：表达信息能力，包括口头的和非口头的，即表达自己的想法	
□分	4分：能正常表达自己的想法
	3分：能表达自己的需要，但需要增加时间
	2分：表达需要有困难，需频繁重复或简化口头表达
	1分：表达有严重困难，需要大量他人帮助
	0分：完全不能表达需要

B.3.7 攻击行为：身体攻击行为（如打／踢／推／咬／抓／摔东西）和语言攻击行为（如骂人、语言威胁、尖叫） 注：长期的行为状态。	
□分	1分：未出现
	0分：近一个月内出现过攻击行为
B.3.8 抑郁症状：存在情绪低落、兴趣减退、活力减退等症状，甚至出现妄想、幻觉、自杀念头或自杀行为 注：长期的负性情绪。	
□分	1分：未出现
	0分：近一个月内出现过负性情绪
B.3.9 意识水平：机体对自身和周围环境的刺激做出应答反应的能力程度，包括清醒和持续的觉醒状态 注：处于昏迷状态者，直接评定为重度失能。	
□分	2分：神志清醒，对周围环境能做出正确反应
	1分：嗜睡，表现为睡眠状态过度延长。当呼唤或推动老年人的肢体时可唤醒，并能进行正确的交谈或执行指令，停止刺激后又继续入睡；意识模糊，注意力涣散，对外界刺激不能清晰地认识，空间和时间定向力障碍，理解力迟钝，记忆力模糊和不连贯
	0分：昏睡，一般的外界刺激不能使其觉醒，给予较强烈的刺激时可有短时的意识清醒，醒后可简短回答提问，当刺激减弱后又很快进入睡眠状态；或者昏迷，意识丧失，随意运动丧失，对一般刺激全无反应
总计得分：	

B.4 感知觉与社会参与评估表

表 B.4 规定了感知觉与社会参与的评估内容。

表 B.4 感知觉与社会参与评估表

B.4.1 视力：感受存在的光线并感受物体的大小、形状的能力。在个体的最好矫正视力下进行评估	
□分	2分：视力正常
	1分：能看清楚大字体，但看不清书报上的标准字体；视力有限，看不清报纸大标题，但能辨认物体
	0分：只能看到光、颜色和形状；完全失明
B.4.2 听力：能辨别声音的方位、音调、音量和音质的有关能力（可借助平时使用助听设备等）	
□分	2分：听力正常
	1分：在轻声说话或说话距离超过2米时听不清；正常交流有些困难，需在安静的环境或大声说话才能听到
	0分：讲话者大声说话或说话很慢，才能部分听见；完全失聪

B.4.3 执行日常事务：计划、安排并完成日常事务，包括但不限于洗衣服、小金额购物、服药管理	

□分	4分：能完全独立计划、安排和完成日常事务，无需协助
	3分：在计划、安排和完成日常事务时需要他人监护或指导
	2分：在计划、安排和完成日常事务时需要少量协助
	1分：在计划、安排和完成日常事务时需要大量协助
	0分：完全依赖他人进行日常事务

B.4.4 使用交通工具外出

□分	3分：能自己骑车或搭乘公共交通工具外出
	2分：能自己搭乘出租车，但不会搭乘其他公共交通工具外出
	1分：当有人协助或陪伴，可搭乘公共交通工具外出
	0分：只能在他人协助下搭乘出租车或私家车外出；完全不能出门，或者外出完全需要协助

B.4.5 社会交往能力

□分	4分：参与社会，在社会环境有一定的适应能力，待人接物恰当
	3分：能适应单纯环境，主动接触他人，初见面时难让人发现智力问题，不能理解隐喻语
	2分：脱离社会，可被动接触，不会主动待他人，谈话中很多不适词句，容易上当受骗
	1分：勉强可与他人接触，谈吐内容不清楚，表情不恰当
	0分：不能与人交往

总计得分：

B.5 老年人能力总得分

根据表B.1～表B.4的评估得分情况，计算老年人能力总得分，填写表B.5。

表B.5 老年人能力总得分

老年人能力总得分：＿＿＿＿＿＿

表 6 老年人日常生活活动能力评分表

评估项目	具体评价指标及分值	得分
1. 卧位状态左右翻身	0分 不需要帮助	
	1分 在他人的语言指导下或照看下能够完成	
	2分 需要他人动手帮助，但以自身完成为主	
	3分 主要靠帮助，自身只是配合	
	4分 完全需要帮助，或更严重的情况	
2. 床椅转移	0分 个体可以独立地完成床椅转移	
	1分 个体在床椅转移时需要他人监控或指导	
	2分 个体在床椅转移时需要他人小量接触式帮助	
	3分 个体在床椅转移时需要他人大量接触式帮助	
	4分 个体在床椅转移时完全依赖他人	
3. 平地步行	0分 个体能独立平地步行50 m左右，且无摔倒风险	
	1分 个体能独立平地步行50 m左右，但存在摔倒风险，需要他人监控，或使用拐杖、助行器等辅助工具	
	2分 个体在步行时需要他人小量扶持帮助	
	3分 个体在步行时需要他人大量扶持帮助	
	4分 无法步行，完全依赖他人	
4. 非步行移动	0分 个体能够独立地使用轮椅（或电动车）从A地移动到B地	
	1分 个体使用轮椅（或电动车）从A地移动到B地时需要监护或指导	
	2分 个体使用轮椅（或电动车）从A地移动到B地时需要小量接触式帮助	
	3分 个体使用轮椅（或电动车）从A地移动到B地时需要大量接触式帮助	
	4分 个体使用轮椅（或电动车）时完全依赖他人	
5. 活动耐力	0分 正常完成日常活动，无疲劳	
	1分 正常完成日常活动轻度费力，有疲劳感	
	2分 完成日常活动比较费力，经常疲劳	
	3分 完成日常活动十分费力，绝大多数时候都很疲劳	
	4分 不能完成日常活动，极易疲劳	
6. 上下楼梯	0分 不需要帮助	
	1分 在他人的语言指导下或照看下能够完成	
	2分 需要他人动手帮助，但以自身完成为主	
	3分 主要靠帮助，自身只是配合	
	4分 完全需要帮助，或更严重的情况	

续表

评估项目	具体评价指标及分值	得分
7. 食物摄取	0分　不需要帮助	
	1分　在他人的语言指导下或照看下能够完成	
	2分　使用餐具有些困难，但以自身完成为主	
	3分　需要喂食，喂食量超过一半	
	4分　完全需要帮助，或更严重的情况	
8. 修饰：包括刷牙、漱口、洗脸、洗手、梳头	0分　不需要帮助	
	1分　在他人的语言指导下或照看下能够完成	
	2分　需要他人动手帮助，但以自身完成为主	
	3分　主要靠帮助，自身只是配合	
	4分　完全需要帮助，或更严重的情况	
9. 穿／脱上衣	0分　不需要帮助	
	1分　在他人的语言指导下或照看下能够完成	
	2分　需要他人动手帮助，但以自身完成为主	
	3分　主要靠帮助，自身只是配合	
	4分　完全需要帮助，或更严重的情况	
10. 穿／脱裤子	0分　不需要帮助	
	1分　在他人的语言指导下或照看下能够完成	
	2分　需要他人动手帮助，但以自身完成为主	
	3分　主要靠帮助，自身只是配合	
	4分　完全需要帮助，或更严重的情况	
11. 身体清洁	0分　不需要帮助	
	1分　在他人的语言指导下或照看下能够完成	
	2分　需要他人动手帮助，但以自身完成为主	
	3分　主要靠帮助，自身只是配合	
	4分　完全需要帮助，或更严重的情况	
12. 使用厕所	0分　不需要帮助	
	1分　在他人的语言指导下或照看下能够完成	
	2分　需要他人动手帮助，但以自身完成为主	
	3分　主要靠帮助，自身只是配合	
	4分　完全需要帮助，或更严重的情况	

续表

评估项目	具体评价指标及分值	得分
13. 小便控制	0分　每次都能不失控	
	1分　每月失控1~3次左右	
	2分　每周失控1次左右	
	3分　每天失控1次左右	
	4分　每次都失控	
14. 大便控制	0分　每次都能不失控	
	1分　每月失控1~3次左右	
	2分　每周失控1次左右	
	3分　每天失控1次左右	
	4分　每次都失控	
15. 服用药物	0分　能自己负责在正确的时间服用正确的药物	
	1分　在他人的语言指导下或照看下能够完成	
	2分　如果事先准备好服用的药物分量，可自行服药	
	3分　主要依靠帮助服药	
	4分　完全不能自行服用药物	

上述评估项目总分为60分，本次评估得分为_____分

表 7　精神状态与社会参与能力评分表

评估项目	具体评价指标及分值	得分
1. 时间定向	0分　时间观念（年、月、日、时）清楚	
	1分　时间观念有些下降，年、月、日清楚，但有时相差几天	
	2分　时间观念较差，年、月、日不清楚，可知上半年或下半年	
	3分　时间观念很差，年、月、日不清楚，可知上午或下午	
	5分　无时间观念	
2. 空间定向	0分　可单独出远门，能很快掌握新环境的方位	
	1分　可单独来往于近街，知道现住地的名称和方位，但不知回家路线	
	2分　只能单独在家附近行动，对现住地只知名称，不知道方位	
	3分　只能在左邻右舍间串门，对现住地不知名称和方位	
	5分　不能单独外出	
3. 人物定向	0分　知道周围人们的关系，知道祖孙、叔伯、姑姨、侄子侄女等称谓的意义；可分辨陌生人的大致年龄和身份，可用适当称呼	
	1分　只知家中亲密近亲的关系，不会分辨陌生人的大致年龄，不能称呼陌生人	
	2分　只能称呼家中人，或只能照样称呼，不知其关系，不辨辈分	
	3分　只认识常同住的亲人，可称呼子女或孙子女，可辨熟人和生人	
	5分　只认识保护人，不辨熟人和生人	
4. 记忆	0分　总是能够保持与社会、年龄所适应的长、短时记忆，能够完整回忆	
	1分　出现轻度的记忆紊乱或回忆不能（不能回忆即时信息，3个词语经过 5 min 后仅能回忆 0～1 个）	
	2分　出现中度的记忆紊乱或回忆不能（不能回忆近期记忆，不记得上一顿饭吃了什么）	
	3分　出现重度的记忆紊乱或回忆不能（不能回忆远期记忆，不记得自己的老朋友）	
	5分　记忆完全紊乱或完全不能对既往事物进行正确的回忆	
5. 攻击行为	0分　没出现	
	1分　每月出现一两次	
	2分　每周出现一两次	
	3分　过去 3 天里出现过一两次	
	5分　过去 3 天里天天出现	

评估项目	具体评价指标及分值	得分
6. 抑郁症状	0分　没出现	
	1分　每月出现一两次	
	2分　每周出现一两次	
	3分　过去3天里出现过一两次	
	5分　过去3天里天天出现	
7. 强迫行为	0分　无强迫症状（如反复洗手、关门、上厕所等）	
	1分　每月有1～2次强迫行为	
	2分　每周有1～2次强迫行为	
	3分　过去3天里出现过一两次	
	5分　过去3天里天天出现	
8. 财务管理	0分　金钱的管理、支配、使用，能独立完成	
	1分　因担心算错，每月管理约1 000元	
	2分　因担心算错，每月管理约300元	
	3分　接触金钱机会少，主要由家属代管	
	5分　完全不接触金钱等	

上述评估项目总分为40分，本次评估得分为＿＿＿＿＿＿分

表8 感知觉与沟通能力评分表

评估项目	具体评价指标及分值	得分
1. 意识水平	0分 神志清醒，对周围环境警觉	
	1分 嗜睡，表现为睡眠状态过度延长。当呼唤或推动其肢体时可唤醒，并能进行正确的交谈或执行指令，停止刺激后又继续入睡	
	2分 昏睡，一般的外界刺激不能使其觉醒，给予较强烈的刺激时可有短时的意识清醒，醒后可简短回答提问，当刺激减弱后又很快进入睡眠状态	
	3分 昏迷，处于浅昏迷时对疼痛刺激有回避和痛苦表情；处于深昏迷时对刺激无反应（若评定为昏迷，直接评定为重度失能，可不进行以下项目的评估）	
2. 视力（若平日戴老视镜或近视镜，应在佩戴眼镜的情况下评估）	0分 视力完好，能看清书报上的标准字体	
	1分 视力有限，看不清报纸标准字体，但能辨认物体	
	2分 辨认物体有困难，但眼睛能跟随物体移动，只能看到光、颜色和形状	
	3分 没有视力，眼睛不能跟随物体移动	
3. 听力（若平时佩戴助听器，应在佩戴助听器的情况下评估）	0分 可正常交谈，能听到电视、电话、门铃的声音	
	1分 在轻声说话或说话距离超过2m时听不清	
	2分 正常交流有些困难，需在安静的环境、大声说话或语速很慢，才能听到	
	3分 完全听不见	
4. 沟通交流（包括非语言沟通）	0分 无困难，能与他人正常沟通和交流	
	1分 能够表达自己的需要或理解别人的话，但需要增加时间或给予帮助	
	2分 勉强可与人交往，谈吐内容不清楚，表情不恰当	
	3分 不能表达需要或理解他人的话	
上述评估项目总分为12分，本次评估得分为_____分		

表9　基本生活活动能力（BADL）量表

巴塞尔指数评分标准		
项目	分类和评分	
控制大便	0分	失禁；或无失禁，但有昏迷
	5分	偶尔失禁（每周≤1次），或需要在帮助下使用灌肠剂或栓剂，或需要辅助器具
	10分	能控制；如需要，能使用灌肠剂或栓剂
控制小便	0分	失禁；或需由他人导尿；或无失禁，但有昏迷
	5分	偶尔失禁（每24 h≤1次，每周>1次），或需要器具帮助
	10分	能控制；如果需要，能使用集尿器或其他用具，并清洗；如无需帮助，自行导尿，并清洗导尿管，视为能控制
修饰（个人卫生）	0分	依赖或需要帮助
	5分	自理：在提供器具的情况下，能独立完成洗脸、梳头、刷牙、剃须（如需用电则应会用插头）
如厕	0分	依赖
	5分	需部分帮助：指在穿衣脱裤，使用卫生纸擦净会阴，保持平衡或便后清洁时需要帮助
	10分	自理：指能独立地进出厕所，使用厕所或便盆，并能穿脱衣裤、使用卫生纸，擦净会阴和冲洗排泄物，或倒掉并清洗便盆
进食	0分	依赖
	5分	需部分帮助：指能吃任何正常食物，但在切割、搅拌食物或夹菜、盛饭时需要帮助，或较长时间才能完成
	10分	自理：指能使用任何必要的装置，在适当的时间内独立完成包括夹菜、盛饭在内的进食过程
转移	0分	依赖：不能坐起，需2人以上帮助，或用提升机
	5分	需大量帮助：能坐，需2人或1个强壮且动作熟练的人帮助或指导
	10分	需小量帮助：为保安全，需1人搀扶或语言指导、监督
	15分	自理：指能独立地从床上转移到椅子上并返回；能独立地从轮椅到床，再从床回到轮椅，包括从床上坐起，刹住轮椅，抬起脚踏板
平地步行	0分	依赖：不能步行
	5分	需大量帮助：如果不能行走，能使用轮椅行走45 m，并能向各方向移动以及进出厕所
	10分	需小量帮助：指在1人帮助下能行走45 m以上，帮助可以是体力或语言指导、监督；如坐轮椅，必须是无需帮助，能使用轮椅行走45 m以上，并能拐弯；任何帮助都应由未经特殊训练者提供
	15分	自理：指能在家中或病房周围水平路面上独自行走45 m以上，可以用辅助装置，但不包括带轮的助行器

巴塞尔指数评分标准		
项目	**分类和评分**	
穿衣	0 分	依赖
	5 分	需要帮助：指在适当的时间内至少做完一半的工作
	10 分	自理：指在无人指导的情况下能独立穿脱适合自己身体的各类衣裤，包括穿鞋、系鞋带、扣解纽扣、开关拉链、穿脱矫形器和各类护具等
上下楼梯	0 分	依赖：不能上下楼梯
	5 分	需要帮助：在体力帮助或语言指导、监督下能上、下一层楼
	10 分	自理（包括使用辅助器）：指能独立地上、下一层楼，可以使用扶手或用手杖、腋杖等辅助用具
洗澡（池浴、盆浴或淋浴）	0 分	依赖或需要帮助
	5 分	自理：指无需指导和他人帮助能安全进出浴池，并完成洗澡全过程
ADL 独立程度	评出分数后，可以按下列标准判断患者 ADL 独立程度	
	>60 分，良，虽有轻度残疾，但生活基本自理	
	40~60 分，中度残疾，生活需要帮助（40 分以上者康复治疗效益最大）	
	20~39 分，重度残疾，生活依赖明显，需要很大帮助	
	<20 分，完全残疾，生活完全依赖	
	100 分，表示患者不需要照顾，可以自理，但并不意味着能独立生活，他可能不能烹饪、料理家务和与他人接触	

表 10 工具性日常生活活动能力（Lawton IADL）量表

项目	分类	评分	总分
打电话	1. 独立使用电话，含查电话簿、拨号等	1	
	2. 仅可拨熟悉的电话号码	1	
	3. 仅会接电话，不会拨电话	1	
	4. 完全不会使用电话	0	
购物	1. 独立完成所有购物需求	1	
	2. 独立购买小的日常生活用品	0	
	3. 每一次上街购物都需要有人陪	0	
	4. 完全不会上街购物	0	
烹调	1. 能独立计划、烹煮和摆设一顿适当的饭菜	1	
	2. 如果准备好一切佐料，会做一顿适当的饭菜	0	
	3. 会将已做好的饭菜加热	0	
	4. 需要别人把饭菜煮好、摆好	0	
做家务	1. 能做较繁重的家务或需偶尔家务协助（重体力劳动，如搬动沙发、擦地板、洗窗户等）	1	
	2. 能做较简单的家务，如洗碗、铺床、叠被等	1	
	3. 能做家务，但不能达到可被接受的整洁程度	1	
	4. 所有的家务都需要别人协助	1	
	5. 完全不会做家务	0	
洗衣服	1. 自己清洗所有衣物	1	
	2. 只清洗小件衣物	1	
	3. 完全依赖他人	0	
外出活动	1. 能自己开车或搭乘公共交通工具	1	
	2. 能自己搭乘出租车但不会搭乘公共交通工具	1	
	3. 当有人陪同或帮助时可搭乘公共交通工具	1	
	4. 当有人帮助时可搭乘出租车或汽车	0	
	5. 完全不能出门	0	
服用药物	1. 能自己负责在正确的时间里服用正确剂量的药物	1	
	2. 如果别人事先准备好服用的独立包装的药物，可自行服用	0	
	3. 不能自己分配药物	0	

续表

项目	分类	评分	总分
处理财务	1. 可以独立处理财务（做预算、开支票、付账单、去银行），对收入进行跟踪管理	1	
	2. 可以完成日常购物，但需要别人协助与银行往来或大宗买卖	1	
	3. 不能处理财务	0	

工具性日常生活能力量表 IADL 共 8 项，包括：打电话、购物、烹调、做家务、洗衣服、外出活动、服用药物和处理财务 8 项。评分可以显示评估对象目前的功能状态，如果跟踪，可以反映其功能的改善或恶化。

1. 自己完全可以做；2. 有些困难；3. 需要帮助；4. 根本无法做。总分最低为 14 分，为完全正常；大于 14 分有不同程度的功能下降；最高为 56 分。单项分 1 分为正常，2~4 分为功能下降，凡有 2 项或 2 项以上 ≥ 3 分，或总分 ≥ 22，为功能有明显障碍。

PSMS 决定躯体生活自理情况 ≤ 6 分为正常，>6 分为功能下降。

【评定注意事项】评定时按表格逐项询问，如评估对象因故不能回答或不能正确回答（如痴呆或失语），则可根据其家属和护理人员等知情人的观察评定。

表 11　蒂内蒂平衡与步态评估量表

一、平衡测试

患者坐在没有扶手的硬椅子上。

1. 坐位平衡
（0）斜靠或从椅子上滑下
（1）稳定
2. 起身
（0）没有帮助就无法完成
（1）用胳膊帮助才能完成
（2）不用胳膊就能完成
3. 试图起身
（0）没有帮助就无法完成
（1）需要尝试 1 次以上才能完成
（2）1 次尝试就能完成
4. 立即站起来时平衡功能（站起的头 5 s）
（0）不稳（摇晃，移动脚步，明显躯干摆动）
（1）稳定，但是需要助行器或手杖，或抓住其他物体支撑
（2）稳定，不需要助行器或手杖，或抓住其他物体支撑
5. 坐下时平衡
（0）不稳
（1）稳定，但是两脚距离较宽（足跟中点间距离大于 4 英寸，1 英寸 =2.54 cm），或使用手杖、助行器或其他支撑
（2）稳定，两脚距离较窄，且不需要支撑
6. 轻推（患者双脚尽可能靠拢站立，用手轻推 3 次）
（0）开始就会摔倒
（1）摇晃并要抓东西，但是只抓自己
（2）稳定
7. 闭眼（同第 6 姿势）
（0）不稳
（1）稳定

8. 转身 360°
（0）不连续的步骤
（1）不稳定（手臂及身体摇晃）
（2）稳定
9. 坐下
（0）不安全
（1）用胳膊或动作不连贯
（2）安全且动作连贯

备注：根据后退的危险性，如果从后方拉患者可能更安全。

总分（满分16分）。

二、步态测试

以舒适速度，使用辅具＿＿＿＿＿＿，走33 m，需＿＿＿＿＿＿s。

测试项目

1. 起步
（0）有迟疑，或须尝试多次方能启动
（1）正常启动
2. 抬脚高度
a.左脚跨步
（0）脚拖地，或抬高大于2～2.5 cm
（1）脚完全离地，但不超过2～2.5 cm
b.右脚跨步
（0）脚拖地，或抬高大于2～2.5 cm
（1）脚完全离地，但不超过2～2.5 cm
3. 步长
a.左脚跨步
（0）跨步的脚未超过站立的对侧脚
（1）有超过站立的对侧脚
b.右脚跨步
（0）跨步的脚未超过站立的对侧脚

续表

（1）有超过站立的对侧脚
4. 步态对称性
（0）两脚步长不等
（1）两脚步长相等
5. 步伐连续性
（0）步伐与步伐之间不连续或中断
（1）步伐连续
6. 走路路径（行走大约 3 m）
（0）明显偏移到某一边
（1）轻微／中度偏移或使用步行辅具
（2）走直线，且不需辅具
7. 躯干稳定
（0）身体有明显摇晃或需使用步行辅具
（1）身体不晃，但需屈膝或有背痛或张开双臂以维持平衡
（2）身体不晃，无屈膝，不需张开双臂或使用辅具
8. 步宽（脚跟距离）
（0）脚跟分开（步宽大）
（1）走路时两脚跟几乎靠在一起

总分（满分 12 分）。

蒂内蒂平衡与步态评估量表（Tinetti balance and gait analysis）：包括平衡和步态测试两部分，满分 28 分。其中平衡测试有 9 个项目，满分 16 分；步态测试共有 8 个项目，满分 12 分。蒂内蒂量表测试一般要 15 min，如果得分少于 24 分，表示有平衡功能障碍；如果少于 15 分，表示有跌倒的危险。

表 12 莫尔斯跌倒风险评估量表

项目	评分标准	分值
1. 跌倒史	无	0
	有	25
2. 超过一个疾病诊断	无	0
	有	15
3. 使用助行器具	不需要／卧床休息／坐轮椅／他人帮助	0
	拐杖／手杖／助行器	15
	依扶家具行走	30
4. 静脉输液／置管／使用特殊药物	否	0
	是	20
5. 步态	正常／卧床休息／轮椅代步	0
	虚弱乏力	10
	平衡失调／不平衡	20
6. 认知状态	正确评估自我能力	0
	高估自我能力／忘记限制／意识障碍／躁动不安／沟通障碍／睡眠障碍	15

注：得分 <25 分为跌倒低风险，25～44 分为跌倒中风险，≥ 45 分为跌倒高风险

表 13　痴呆简易认知评价（Mini-Cog）

1. 请评估对象仔细听和记住 3 个不相关的词，然后重复
2. 请评估对象在一张空白纸上画出钟的外形，标好时钟数，给评估对象一个时间让其在钟上标出来。画钟试验（CDT）正确：能正确标明时钟数字位置顺序，正确显示所给定的时间
3. 请评估对象说出先前所给的 3 个不相关的词

评估建议：

0 分：3 个词一个也记不住，定为痴呆。

1~2 分：能记住 3 个词中的 1~2 个；CDT 正确，认知功能正常；CDT 不正确，认知功能缺损。

3 分：能记住 3 个词，不定为痴呆。

表14 蒙特利尔认知功能评定（MoCA）

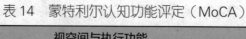

视空间与执行功能		得分
戊 结束 ⑤ 甲 乙 ② 丁 开始① 4 丙 ③ 复制立方体	画钟表（11点过10分）（3分）	__/5
[ ]	[ ] 轮廓[ ] 指针[ ] 数字[ ]	

命名		得分
[ ] [ ] [ ]		__/3

记忆	读出下列词语，然后由患者重复上述过程重复2次，5 min后回忆	次数＼词语	面孔	天鹅绒	教堂	菊花	红色	不计分
		第一次						
		第二次						

注意			得分
读出下列数字，请患者重复（每秒1个）	顺背[ ]21854		__/2
	倒背[ ]742		
读出下列数字，每当数字出现1时，患者敲一下桌面，错误数大于或等于2不给分。[ ]52139411806215194511141905112			__/1
100连续减7 [ ]93[ ]86[ ]79[ ]72[ ]65 4～5个正确得3分，2～3个正确得2分，1个正确得1分，0个正确得0分			__/3
语言	重复	"我只知道今天张亮是帮过忙的人"[ ] "当狗在房间里的时候，猫总是藏在沙发下"[ ]	__/2
	流畅性	在1 min内尽可能多地说出动物的名称。[ ]_____（动物名称≥11名称）	__/1
抽象	词语相似性：如香蕉—橘子＝水果[ ]火车—自行车[ ]手表—尺子		__/2

续表

视空间与执行功能								得分
延迟回忆	没有提示		面孔 [ ]	天鹅绒 [ ]	教堂 [ ]	菊花 [ ]	红色 [ ]	只在没有提示的情况下计分	__/5
	选项	类别提示							
		多选提示							
定向	[ ]星期 [ ]月份 [ ]年 [ ]日 [ ]地点 [ ]城市								__/6
正常 ≥ 26/30					总分 __/30 （教育年限 ≤ 12 年，加 1 分）			

MoCA 量表评分指导。

1. 交替连线测验

指导语："我们有时会用'123……'或者汉语的'甲乙丙……'来表示顺序。请您按照从数字到汉字并逐渐升高的顺序画一条连线。从这里开始（指向数字1），从1连向甲，再连向2，并一直连下去，到这里结束（指向汉字戊）。"

评分：当患者完全按照"1-甲-2-乙-3-丙-4-丁-5-戊"的顺序进行连线且没有任何交叉线时计1分。当患者出现任何错误而没有立刻自我纠正时，计0分。

2. 视结构技能（立方体）

指导语（检查者指着立方体）："请您照着这幅图在下面的空白处再画一遍，并尽可能精确。"

评分：完全符合下列标准时，计1分：

（1）图形为三维结构；

（2）所有的线都存在；

（3）无多余的线；

（4）相对的边基本平行，长度基本一致（长方体或棱柱体也算正确）。

上述标准中，只要违反其中任何一条，即计0分。

3. 视结构技能（钟表）

指导语："请您在此处画一个钟表，填上所有的数字并指示出11点10分。"

评分：符合下列3个标准时，分别计1分：

（1）轮廓（1分）：表面必须是个圆，允许有轻微的缺陷（如圆没有闭合）；

（2）数字（1分）：所有的数字必须完整且无多余的数字，数字顺序必须正确且在所属的象限内，可以是罗马数字，数字可以放在圆圈之外；

（3）指针（1分）：必须有两个指针且一起指向正确的时间，时针必须明显短于分针，指针的中心交点必须在表内且接近于钟表的中心。

上述各项目的标准中，如果违反其中任何一条，则该项目不给分。

4. 命名

指导语（自左向右指着图片问患者）："请您告诉我这个动物的名字。"

评分：每答对一个计1分，正确回答是：（1）狮子；（2）犀牛；（3）骆驼或单峰骆驼。

5. 记忆

指导语（检查者以每秒钟1个词的速度读出5个词）："这是一个记忆力测验。在下面的时间里我会给您读几个词，您要注意听，一定要记住。当我读完后，把您记住的词告诉我。回答时想到哪个就说哪个，不必按照我读的顺序。"把患者回答正确的词在"第一次"的空栏中标出。当患者回答出所有的词，或者再也回忆不起来时，把这5个词再读一遍，并向患者说明："我把这些词再读一遍，努力去记并把您记住的词告诉我，包括您在第一次已经说过的词。"把患者回答正确的词在"第二次"的空栏中标出。

"第二次"结束后，告诉患者一会儿还要让他回忆这些词："在检查结束后，我会让您把这些词再回忆一次。"

评分：这两次回忆不计分。

6. 注意

（1）数字顺背和倒背

"数字顺背"指导语："下面我说一些数字，您仔细听，当我说完时您就跟着照样背出来。"按照每秒钟1个数字的速度读出这5个数字。

"数字倒背"指导语："下面我再说一些数字，您仔细听，但是当我说完时您必须按照原数倒着背出来。"按照每秒钟1个数字的速度读出这5个数字。

评分：复述准确，每一个数列分别计1分（注：倒背的正确回答是2-4-7）。

（2）警觉性

"警觉性"指导语（检查者以每秒钟1个的速度读出数字串，并向患者说明）："下面我要读出一系列数字，请注意听。每当我读到 1 的时候，您就拍一下手。当我读其他的数字时不要拍手。"

评分：如果完全正确或只有一次错误则计 1 分，否则不计分（错误是指当读 1 的时候没有拍手，或读其他数字时拍手）。

（3）"100 连续减 7"

"100 连续减 7"指导语："现在请您做一道计算题，从 100 中减去一个 7，而后从得数中再减去一个 7，一直往下减，直到我让您停下为止。"如果需要，可以再向患者讲一遍指导语。

评分：本条目总分 3 分，全部错误计 0 分，1 个正确计 1 分，2~3 个正确计 2 分，4~5 个正确计 3 分；从 100 开始计算正确的减数，每一个减数都单独评定，也就是说，如果患者减错了一次，而从这一个减数开始后续的减 7 都正确，则后续的正确减数要计分。例如，如果患者的回答是 93、85、78、71、64，其中虽 85 是错误的，但其他的结果都正确，计 3 分。

7. 句子复述

指导语："现在我要对您说一句话，我说完后请您把我说的话尽可能原原本本地重复出来（暂停一会儿）：我只知道今天张亮是帮过忙的人。"患者回答完毕后，"现在我再说另一句话，我说完后请您也把它尽可能原原本本地重复出来（暂停一会儿）：当狗在房间里的时候，猫总是藏在沙发下面。"

评分：复述正确，每句话分别计 1 分；复述必须准确；注意复述时出现的省略（如省略了"只""总是"）以及替换或增加（如"我只知道今天张亮……"说成"我只知道张亮今天……"，或将"房间"说成"房子"等）。

8. 词语流畅性

指导语："请您尽可能快、尽可能多地说出您所知道的动物的名称。时间是 1 min，请您想一想，准备好了吗？开始。"1 min 后停止。

评分：如果患者 1 min 内说出的动物名称≥11 个，计 1 分。同时在检查表的背面或两边记下患者的回答内容，龙、凤凰、麒麟等也算正确。

9. 抽象

让患者解释每一对词语在什么方面相类似，或者说他们有什么共性。指导语从例词开始。指导语："请您说说橘子和香蕉在什么方面相类似？"如果患者回答的是一种具体特征（如都有皮，或都能吃等），那么只能再提示一次："请再换一种说法，他们在什么方面相类似？"如果患者仍未给出准确回答（水果），则说："您说的没错，也可以说他们都是水果。"但不要给出其他任何解释或说明。在练习结束后，说："您再说说火车和自行车在什么方面相类似？"当患者回答完毕后，再进行下一组词："您再说说手表和尺子在什么方面相类似？"不要给出其他任何说明或启发。

评分：只对后两组词的回答进行评分；回答正确，每组词分别计 1 分；只有下列的回答被视为正确。

火车和自行车：运输工具、交通工具、旅行用的。

手表和尺子：测量仪器、测量用的。

下列回答不能给分。

火车和自行车：都有轮子。

手表和尺子：都有数字。

10. 延迟回忆

指导语："刚才我给您读了几个词让您记住，请您再尽量回忆一下，告诉我这些词都有什么？"对未经提示而回忆正确的词，在下面的括号中打钩（√）作标记。

评分：在未经提示下自由回忆正确的词，每词计 1 分。

可选项目：

在延迟自由回忆之后，对于未能回忆起来的词，通过语义分类线索鼓励患者尽可能地回忆。经"类别提示"或"多选提示"回忆正确者，在相应的括号中打钩（√）作标记。先进行"类别提示"，如果仍不能回忆起来，再进行"多选提示"。例如："下列词语中哪一个是刚才记过的：鼻子，面孔，手掌。"

各词的"类别提示"和"多选提示"见下表。

词语	类别提示	多选提示
面孔	身体的一部分	鼻子、面孔、手掌
天鹅绒	一种纺织品	棉布、的确良、天鹅绒
教堂	一座建筑	教堂、学校、医院
菊花	一种花	玫瑰、菊花、牡丹
红色	一种颜色	红色、蓝色、绿色

评分：线索回忆不计分；线索回忆只用于临床目的，为检查者分析患者的记忆障碍类型提供进一步的信息；对于提取障碍导致的记忆缺陷，线索可提高回忆成绩；如果是编码障碍，则线索无助于提高回忆成绩。

---

11. 定向

指导语："告诉我今天是什么日期。"如果患者回答不完整，则可以分别提示患者："告诉我现在是（哪年、哪月、今天确切日期、星期几）。"然后再问："告诉我这是什么地方，它在哪个城市。"

评分：每正确回答一项计 1 分；患者必须回答精确的日期和地点（医院、诊所、办公室的名称）；日期上多一天或少一天都算错误，不计分。

12. 总分

把右侧栏目中各项得分相加即为总分，满分 30 分。

量表设计者的英文原版应用结果表明，如果受教育年限 ≤ 12 年则加 1 分。

最高分为 30 分，≥ 26 分属于正常。

表15 简易精神状态检查量表（MMSE）

项目			记录	评分
1. 定向力 （10分）		星期几		0 1
		几号		0 1
		几月		0 1
		什么季节		0 1
		哪一年		0 1
		省市		0 1
		区或县		0 1
		街道或乡		0 1
		什么地方		0 1
		第几层楼		0 1
2. 记忆力 （3分）		皮球		0 1
		国旗		0 1
		树木		0 1
3. 注意力和 计算力（5分）		100-7		0 1
		-7		0 1
		-7		0 1
		-7		0 1
		-7		0 1
4. 回忆能力 （3分）		皮球		0 1
		国旗		0 1
		树木		0 1
5. 语言能力 （9分）	命名能力	回答出"手表"		0 1
		回答出"铅笔"		0 1
	复述能力	"四十四只石狮子"		0 1
	三步命令	1. 右手拿起纸		0 1
		2. 将纸对齐		0 1
		3. 将纸放在腿上		0 1
	阅读能力	念出"闭上您的 眼睛"并照做		0 1
	书写能力	写一个完整的句子		0 1
	结构能力			0 1
总分				

操作说明

1. 定向力（最高分：10 分）

1. 首先询问日期，之后再有针对性地询问其他部分，如"您能告诉我现在是什么季节吗？"，每答对 1 题计 1 分。

2. 请依次提问，"您能告诉我我们在什么省市吗？"（区或县、街道或乡、什么地方、第几层楼）每答对 1 题计 1 分。

2. 记忆力（最高分：3 分）

告诉被测试者您将问几个问题来检查他 / 她的记忆力，然后清楚、缓慢地说出 3 个相互无关东西的名称（如皮球、国旗、树木，大约 1 s 说 1 个）。说完所有的 3 个名称之后，要求被测试者重复它们。被测试者的得分取决于他们首次重复的答案。答对 1 个计 1 分，最多计 3 分。如果他们没能完全记住，你可以重复，但重复的次数不能超过 5 次，如果 5 次后他们仍未记住所有的 3 个名称，那么对于回忆能力的检查就没有意义了。（请跳过"4. 回忆能力"检查）。

3. 注意力和计算力（最高分：5 分）

要求被测试者从 100 开始减 7，之后再减 7，共减 5 次（即 93、86、79、72、65）。每答对 1 个计 1 分，如果前次错了，但下一个答案是对的，也计 1 分。

4. 回忆能力（最高分：3 分）

如果在"2. 记忆力"中被测试者完全记住了 3 个名称，现在就让他们再重复一遍。每正确重复 1 个计 1 分。

5. 语言能力（最高分：9 分）

（1）命名能力（0~2 分）。拿出手表卡片给被测试者看，要求他们说出这是什么，之后拿出铅笔问他们同样的问题。

（2）复述能力（0~1 分）。要求被测试者注意你说的话并重复一次，注意只允许重复一次。这句话是"四十四只石狮子"，只有正确且咬字清楚的才计 1 分。

（3）三步命令（0~3 分）。给被测试者一张空白纸，要求对方按你的命令去做，注意不要重复或示范，只有按正确顺序做的动作才算正确，每个正确动作计 1 分。

（4）阅读能力（0~1 分）。拿出一张"闭上您的眼睛"卡片给被测试者看，要求被测试者读出并按要求去做，只有他们确实闭上眼睛才计1分。

（5）书写能力（0~1分）。给被测试者一张空白纸，让他们自发写出一句完整的句子，句子必须有主语、动词，并有意义。注意不能给予任何提示，语法和标点错误可以忽略。正确计1分。

（6）结构能力（0~1分）。在一张空白纸上画有交叉的两个五边形，要求被测试者照样准确地画出来。评分标准：五边形需画出5个清楚的角和边。同时，两个五边形交叉处形成菱形。线条的抖动和图形的旋转可以忽略。准确画出计1分。

评分参考：总分30分，得分越高，认知功能越好。

轻度：21~26分；中度：10~20分；重度：<10分。

按文化程度界定：文盲≤17分；小学<20分；中学≤22分；大学及以上≤26分。

表16　认知障碍自我评估表（AD8）

第一栏中的"是"表示在过去的几年中在认知能力方面（记忆或者思考）出现问题	是	不是	无法判断	备注
1. 判断力出现问题（在解决日常生活问题、经济问题时有困难，如不会算账了，做出的决定经常出错；辨不清方向或容易迷路）				测查患者定向/计算/判断力及造成的相应功能下降
2. 缺乏兴趣、爱好了，活动减少了，如几乎整天和衣躺着看电视，平时厌恶外出，常闷在家里，身体懒得活动，无精打采				个人性格变化，丧失主动性
3. 不断重复同一件事，如总是提相同的问题，一句话重复多遍等				重复语言、言语空洞乏义
4. 学习使用某些日常工具或者家用电器（如遥控器、微波炉、VCD等）有困难				学习能力和工具性日常生活能力受损
5. 记不清当前的月份或者年份				时间定向障碍
6. 处理个人财务困难（忘了如何使用存折，忘了付水、电、煤气账单等）				处理个人财务困难、工具性日常生活能力受损
7. 记不住和别人的约定：如忘记和家人已约好的聚会，拜访亲朋好友的计划				记忆障碍造成日常生活能力下降
8. 日常记忆和思考能力出现问题，如自己放置的东西经常找不着，经常忘了服药，想不起熟人的名字，忘记要买的东西，忘记看过的电视、报纸、书籍的主要内容，与别人谈话时无法表达自己的意思等				
总分				

判断标准：

（1）如果2项或2项以上回答"是"，则高度提示痴呆。

（2）此项筛查本身不足以诊断痴呆。但AD8能非常敏感地检测出很多常见痴呆疾病的早期认知改变，包括阿尔茨海默病、血管性痴呆、路易体痴呆和额颞叶痴呆。异常范围的分数提示需要进一步检查评估。正常范围的分数提示不太可能存在痴呆症，但不能排除是疾病的极早期。如果存在认知障碍的其他客观证据，则需要做进一步的其他检测。

表 17　临床痴呆评定量表（CDR）

	健康 CDR=0	可疑痴呆 CDR=0.5	轻度痴呆 CDR=1	中度痴呆 CDR=2	重度痴呆 CDR=3
记忆力	无记忆力缺损或只有轻微不恒定的健忘	"良性"健忘：轻微、持续的健忘；对事情能部分回忆	中度记忆缺损：对近事遗忘突出；缺损对日常生活活动有妨碍	严重记忆缺损：仅能记着过去非常熟悉的事情；对新发生的事情则很快遗忘	严重记忆力丧失：仅存片段的记忆
定向力	完全正常	除在时间关系定向上有轻微困难外，定向力完全正常	在时间关系定向上有中度困难；对检查场所能做出定向；对其他的地理位置可能有定向	在时间关系上严重困难，通常不能对时间做出定向；常有地点失定向	仅有人物定向
判断和解决问题的能力	能很好地解决日常、商业和经济问题，能对过去的行为和业绩做出良好的判断	仅在解决问题、辨别事物间的相似点和差异点方面有轻微的损害	在处理问题和判断问题上有中度困难；对社会和社会交往的判断力通常有限	在处理问题、辨别事物的相似点和差异点方面有严重损害；对社会和社会交往的判断力通常有损害	不能做出判断，或不能解决问题
社会事务	在工作、购物、一般事务、经济事务、帮助他人和与社会团体社交方面，具有通常水平的独立活动能力	在这些活动方面有损害的话，仅是可疑的或轻微的损害	虽然仍可以从事部分活动，但不能独立进行这些活动；在不经意的检查中看起来表现正常	很明显地不能独立进行室外活动；但看起来能够参加家庭以外的活动	不能独立进行室外活动，看起来病得很重，也不可能参加家庭以外的活动
家庭生活和业余爱好	家庭生活，业余爱好，智力均保持良好	家庭生活，业余爱好，智力活动仅有轻微的损害	家庭生活有轻度损害，放弃较困难的家务；放弃较复杂的业余爱好和活动	仅能做简单的家务；兴趣减少且非常有限，也做不好	在自己的卧室时间长，不能进行有意义的家庭活动
个人照料	完全自理	—	需要监督	在穿衣、个人卫生以及保持个人仪表方面需要帮助	个人照料需要更多帮助；通常不能控制大小便

只有当损害是由于认知缺损引起才计分，由其他因素（如肢体残疾）引起的不计分

（1）评分标准

记忆力是主要项目，其他项目是次要项目。

如果至少 3 个次要项目计分与记忆力计分（M）相同，则 CDR=M。

当 3 个或以上次要项目计分高于或低于 M 时，CDR= 多数次要项目的分值。

当 3 个次要项目计分在 M 的一侧，2 个次要项目计分在 M 的另一侧时，CDR=0。

当 M=0.5 时，如果至少有 3 个其他项目计分为 1 或以上，则 CDR=1。

如果 M=0.5，CDR 不能为 0，只能是 0.5 或 1。

如果 M=0，CDR=0，除非在 2 个或以上次要项目存在损害（0.5 或以上），这时 CDR=0.5。

（2）特殊情况

1）次要项目集中在 M 一侧时，选择离 M 最近的计分作为 CDR 得分（例如，M 和 1 个次要项目 =3，2 个次要项目 =2，2 个次要项目 =1，则 CDR=2）。

2）当只有 1 个或 2 个次要项目与 M 分值相同时，只要不超过 2 个次要项目在 M 的另一边，则 CDR=M。

3）当 M=1 或以上时，CDR 不能为 0；在这种情况下，当次要项目的大多数为 0 时，CDR=0.5。

表 18　长谷川痴呆量表（HDS）

姓名_____　　性别_____　　年龄_____　　文化程度_____

项目内容	分值	分值
1. 今天是几月几号（或星期几）（任意一个回答正确即可）	（1）正确 3	（2）错误 0
2. 这是什么地方	（1）正确 2.5	（2）错误 0
3. 您多大岁数（±3 年为正确）	（1）正确 2	（2）错误 0
4. 最近发生什么事情（请事先询问知情者）	（1）正确 2.5	（2）错误 0
5. 你出生在哪里	（1）正确 2.5	（2）错误 0
6. 中华人民共和国成立年份（±3 年为正确）	（1）正确 3.5	（2）错误 0
7. 一年有几个月（或一小时有多少分钟）（任意一个回答正确即可）	（1）正确 3	（2）错误 0
8. 我国现任总理是谁	（1）正确 3	（2）错误 0
9. 计算 100-7	（1）正确 2	（2）错误 0
10. 计算 93-7	（1）正确 2	（2）错误 0
11. 请倒背下列数字：6-8-2	（1）正确 2	（2）错误 0
12. 请倒背下列数字：3-5-2-9	（1）正确 2	（2）错误 0

13. 先将纸烟、火柴、钥匙、表，钢笔 5 样东西摆在受试者前，令其说一遍，然后把东西拿走，请受试者回忆
（1）完全正确 3.5　（2）正确 4 项 2.5　（3）正确 3 项 1.5
（4）正确 2 项 0.5　（5）正确 1 项或完全错误 0

注：文化程度为必输项。

长谷川痴呆量表（HDS）虽只有 13 项，但包括了常识、识记、记忆、计算和定向 5 个方向的测试，总分为 32.5 分。

HDS>30.5 为正常；22～30.5 为亚正常；10.5～21.5 为可疑痴呆；0～10 为痴呆。

表 19　洛文斯坦认知功能评价量表（LOTCA）

项目	项目类别	分数区间	评定日期 年 月 日	评定日期 年 月 日	评定日期 年 月 日
定向	1. 地点定向（OP）	1~8			
	2. 时间定向（OT）	1~8			
视知觉	3. 物体识别（OI）	1~4			
	4. 形状识别能力（SI）	1~4			
	5. 图形重叠识别（OF）	1~4			
	6. 物体一致性识别（OC）	1~4			
空间知觉	7. 身体方向（SP1）	1~4			
	8. 与周围物体的空间关系（SP2）	1~4			
	9. 图片中的空间关系（SP3）	1~4			
动作运用	10. 动作模仿（P1）	1~4			
	11. 物品使用（P2）	1~4			
	12. 象征性动作（P3）	1~4			
视运动组织时间	13. 复绘几何图形（GF）	1~4			
	14. 复绘二维图形（TM）	1~4			
	15. 插孔拼图（PC）	1~4			
	16. 彩色方块拼图（CB）	1~4			
	17. 无色方块拼图（PB）	1~4			
	18. 碎图复原（RP）	1~4			
	19. 画钟（DC）	1~4			
思维操作	20. 物品分类（CA）	1~5			
	21. Riska 无组织的图形分类（RU）	1~5			
	22. Riska 有组织的图形分类（RS）	1~5			
	23. 图片排序 A（PS1）	1~4			
	24. 图片排序 B（PS2）	1~4			
	25. 几何图形排序推理（GS）	1~4			
	26. 逻辑问题（LQ）	1~4			
	注意力及专注力	1~4			

评估所需时间：　　　　评估过程完成：一次完成□　　两次或以上完成□

表20　老年抑郁评估量表（GDS）

	选择最切合您最近一周来的感受的答案	答案	
		是	否
1	你对生活基本上满意吗？	0	1
2	你是否已经放弃了许多活动和兴趣？	1	0
3	你是否觉得生活空虚？	1	0
4	你是否常感到厌倦？	1	0
5	你觉得未来有希望吗？	0	1
6	你是否因为脑子里有一些想法摆脱不掉而烦恼？	1	0
7	你是否大部分时间精力充沛？	0	1
8	你是否害怕会有不幸的事落到你头上？	1	0
9	你是否大部分时间感到幸福？	0	1
10	你是否常感到孤立无援？	1	0
11	你是否经常坐立不安，心烦意乱？	1	0
12	你是否希望待在家里而不愿意去做些新鲜事？	1	0
13	你是否常常担心将来？	1	0
14	你是否觉得记忆力比以前差？	1	0
15	你觉得现在生活很惬意？	0	1
16	你是否常感到心情沉重、郁闷？	1	0
17	你是否觉得像现在这样生活毫无意义？	1	0
18	你是否常为过去的事忧愁？	1	0
19	你觉得生活很令人兴奋吗？	0	1
20	你开始一件新的工作困难吗？	1	0
21	你觉得生活充满活力吗？	0	1
22	你是否觉得你的处境毫无希望？	1	0
23	你是否觉得大多数人比你强得多？	1	0
24	你是否常为一些小事伤心？	1	0
25	你是否常觉得想哭？	1	0
26	你集中精力困难吗？	1	0
27	你早晨起得很快活吗？	0	1
28	你希望避开聚会吗？	1	0
29	你做决定很容易吗？	0	1
30	你的头脑像往常一样清晰吗？	0	1

表现为抑郁的评分为：

回答为"否"的被认为是抑郁反映的问题：1，5，7，9，15，19，21，27，29，30；

回答为"是"的被认为是抑郁反映的问题：2，3，4，6，8，10，11，12，13，14，16，17，18，20，22，23，24，25，26，28。

一般地讲，在最高分30分中，得0~10分可视为正常范围（即无郁症），11~20分显示轻度抑郁，21~30分为中重度抑郁。

表 21　意识模糊评估法（CAM）

（1）急性起病（判断从前驱期到疾病发展期的时间）

患者的精神状况有急性变化的证据吗？

1. 不存在。

2. 较轻：3 天至一周。

3. 中度：1 天至 3 天。

4. 严重：1 天之内。

（2）注意障碍（请患者按顺序说出 21～1 的所有单数）

患者的注意力难以集中吗？例如，容易注意涣散或难以交流。

1. 不存在。

2. 轻度：1～2 个错误。

3. 中度：3～4 个错误。

4. 严重：5 个或以上的错误。

（3）思维混乱

患者的思维是凌乱或不连贯的吗？例如，谈话主题散漫或不中肯，思维不清晰或不合逻辑，或从一个话题突然转到另一话题。

1. 不存在。

2. 轻度：偶尔短暂的言语模糊或不可理解，但尚能顺利交谈。

3. 中度：经常短暂的言语不可理解，对交谈有明显影响。

4. 严重：大多数的时间言语不可理解，难以进行有效交谈。

（4）意识水平的改变

总体上看，您如何评估该患者的意识水平。

1. 不存在：机敏（正常）。

2. 轻度：警觉（对环境刺激高度警惕、过度敏感）。

3. 中度：嗜睡（瞌睡，但易于唤醒）或昏睡（难以唤醒）。

4. 严重：昏迷（不能唤醒）。

（5）定向障碍

在会面的任何时间，患者存在定向障碍吗？例如，他认为自己是在其他地方而不是在医院，或使用错的床位，或错误地判断一天的时间，或错误地判断以 MMSE 为基础的有关时间或空间定向。

1. 不存在。

2. 轻度：偶尔短暂地存在时间或地点的定向错误（接近正确），但可自行纠正。

3. 中度：经常存在时间或地点的定向错误，但自我定向好。

4. 严重：时间、地点及自我定向均差。

（6）记忆力减退（以回忆 MMSE 评估中的 3 个词为主）

面谈时，患者表现出记忆方面的问题吗？例如，不能回忆医院里发生的事情，或难以回忆指令（包括回忆 MMSE 评估中的 3 个词）。

1. 不存在。

2. 轻度：有一个词不能回忆或回忆错误。

3. 中度：有两个词不能回忆或回忆错误。

4. 严重：有三个词不能回忆或回忆错误。

（7）知觉障碍

患者有知觉障碍的证据吗？例如，幻觉、错觉或对事物的曲解，如当某一东西未移动，而患者认为它在移动。

1. 不存在。

2. 轻度：只存在幻听。

3. 中度：存在幻视，有或没有幻听。

4. 严重：存在幻触、幻嗅或幻味，有或没有幻听。

（8）精神运动性兴奋

面谈时，患者不正常行为活动有增加吗？例如，坐立不安，或轻敲手指，或突然变换位置。

1. 不存在。

2. 轻度：偶有坐立不安，焦虑、轻敲手指及抖动。

3. 中度：反复无目的地走动，激越明显。

4. 严重：行为杂乱无章，需要约束。

（9）精神运动性迟缓

面谈时，患者有运动行为水平的异常减少吗？例如，常懒散，缓慢进入某一空间、停留某一位置时间过长或移动缓慢。

1. 不存在。

2. 轻度：偶尔地比先前的活动、行为及动作缓慢。

3. 中度：经常保持一种姿势。

4. 严重：木僵状态。

（10）波动性

患者的精神状况（注意力、思维、定向、记忆力）在面谈前或面谈中有波动吗？

1. 不存在。

2. 轻度：一天之中偶尔地波动。

3. 中度：症状在夜间加重。

4. 严重：症状在一天中剧烈波动。

（11）睡眠—觉醒周期的改变（患者日间过度睡眠而夜间失眠）

患者有睡眠—觉醒周期紊乱的证据吗？例如，日间过度睡眠而夜间失眠。

1. 不存在。

2. 轻度：日间偶有瞌睡，且夜间时睡时醒。

3. 中度：日间经常瞌睡，且夜间时睡时醒或不能入睡。

4. 严重：日间经常昏睡而影响交谈，且夜间不能入睡。

注：不存在计 1 分，轻度计 2 分，中度计 3 分，严重计 4 分；

19 分以下提示该患者没有谵妄，20～22 分提示该患者可能有谵妄，22 分以上提示该患者有谵妄。

总分：（   ）。

表 22　焦虑自评量表（SAS）

序号	题目	没有或很少时间有	有时有	大部分时间	绝大部分或全部时间都有
1	我觉得比平常容易紧张和着急（焦虑）	1	2	3	4
2	我无缘无故地感到害怕（害怕）	1	2	3	4
3	我容易心里烦乱或觉得惊恐（惊恐）	1	2	3	4
4	我觉得我可能将要发疯（发疯感）	1	2	3	4
5	我觉得一切都很好，也不会发生什么不幸（不幸预感）	4	3	2	1
6	我手脚发抖打颤（手足颤抖）	1	2	3	4
7	我因为头痛、颈痛和背痛而苦恼（躯体疼痛）	1	2	3	4
8	我感觉容易衰弱和疲乏（乏力）	1	2	3	4
9	我觉得心平气和，并且容易安静坐着（静坐能力）	4	3	2	1
10	我觉得心跳很快（心慌）	1	2	3	4
11	我因为一阵阵头晕而苦恼（头昏）	1	2	3	4
12	我有晕倒发作或觉得要晕倒似的（晕厥感）	1	2	3	4
13	我呼气吸气都感到很容易（呼吸困难）	4	3	2	1
14	我手脚麻木和刺痛（手足刺痛）	1	2	3	4
15	我因为胃痛和消化不良而苦恼（胃疼或消化不良）	1	2	3	4
16	我常常要小便（尿意频数）	1	2	3	4
17	我的手常常是干燥温暖的（多汗）	4	3	2	1
18	我脸红发热（面部潮红）	1	2	3	4
19	我容易入睡并且一夜睡得很好（睡眠障碍）	4	3	2	1
20	我做噩梦	1	2	3	4
总分					

计分：（1）正向计分题 A、B、C、D 按 1、2、3、4 分计；

（2）反向计分题按 4、3、2、1 计分。反向计分题号：5、9、13、17、19。

（3）结果分析：将 20 个项目的各个得分相加，即为总得分；标准分等于总得分乘以 1.25 后的整数部分；分值越小越好。

（4）标准分正常上限参考值为 50 分；标准分 50～59 为轻度焦虑，60～69 为中度焦虑，70 分以上为重度焦虑。

表 23　韦氏记忆量表（WMS）

测试项目	内容	评分方法
1. 经历	5 个与个人相关的问题	每答对 1 题计 1 分
2. 定向	5 个有关时间和空间的问题	每答对 1 题计 1 分
3. 数字顺序关系	①顺数 1~100	限时记错、记漏或退数次数，扣分分别按计分公式算出原始分
	②倒数 100~1	限时记错、记漏或退数次数，扣分分别按计分公式算出原始分
	③累加：从 1 起每次加 3，至 49 为止	限时记错、记漏或退数次数，扣分分别按计分公式算出原始分
4. 再认	每套识记卡片有 8 项内容，呈现 30 s 后，要求受试者再认。	根据受试者再认内容与呈现的相关性分别记 2、1、0 或 −1 分，最高得分为 16 分
5. 图片回忆	每套图片中有 20 项内容，呈现 1.5 min 后，要求受试者说出呈现内容	正确回忆计 1 分，错误扣 1 分，最高得分为 20 分
6. 视觉再生	每套图片有 3 张，每张上有 1~2 个图形，呈现 10 s 后让受试者画出来	按所画图形的准确度计分，最高得分为 14 分
7. 联想学习	每套卡片上有 10 对词，分别读给受试者听，同时呈现 2 s；10 对词完毕后，停 5 s，再读每对词的前一词，要求受试者说出后一词	5 s 内正确回答 1 词计 1 分，3 遍测验的容易联想分相加后除以 2，与困难联想分之和即为测验总分，最高得分为 21 分
8. 触觉记忆	使用一副槽板，上有 9 个图形，让受试者蒙眼用利手、非利手和双手分别将 3 个木块放入相应槽中；再睁眼，将各木块的图形及位置默画出来	计时，并计算正确回忆和位置的数目，根据公式推断出测验原始分
9. 逻辑记忆	3 个故事包括 14、20 和 30 个内容，将故事讲给受试者听，同时让其看着卡片上的故事，念完后要求其复述	回忆正确每一个内容计分，最高得分别为 25 分和 17 分
10. 背诵数目	要求顺背 3~9 位数，倒背 2~8 位数	以能背诵的最高位数为准，最高得分分别为 9 分和 8 分，共计 17 分

注：综合 10 个项目得分，得出一个记忆商（memory quotient，MQ）。

表24 里弗米德行为记忆量表

检查项目	操作方法	评分标准	得分
1. 记住姓和名	让受试者看一张人像照片，并告知其照片上人的姓和名。延迟一段时间后让其回答照片上人的姓和名，延迟期间让其看一些其他内容	姓和名均答对，计2分；仅答出姓或名，计1分；否则，计0分	
2. 记住藏起的物品	向受试者借一些属于其个人的梳子、铅笔、手帕、治疗时间表等不贵重的物品，当着受试者的面将物品藏在抽屉或橱柜内，然后让其进行一些与此无关的活动，结束前问受试者上述物品放于何处	正确指出所藏的地点，计1分；否则，计0分	
3. 记住预约的申请	告诉受试者，医生将闹钟定于20 min后闹钟响，让其20 min后听到闹钟响时提出一次预约的申请，如问医生"您能告诉我什么时候再来就诊吗"	闹钟响当时能提出正确问题，计1分；否则，计0分	
4. 记住一段短的路线	让受试者看着医生手拿一信封在屋内走一条分5段的路线：椅子→门→窗前→书桌，并在书桌上放下信封→椅子→从书桌上拿信封放到患者前面，让受试者照样做	5段全记住，计1分；否则，计0分	
5. 延迟后记住一段短的路线	方法同4，但不立刻让受试者重复，而是延迟一段时间再让其重复，延迟期间和受试者谈一些其他事	全记住，计1分；否则，计0分	
6. 记住一项任务	即观察4中放信封的地点是否对	立即和延迟都对，计1分；否则，计0分	
7. 学一种新技能	找一个可设定时间、月、日的计算器或大一些的电子表，让受试者学习确定月、日、时和分（操作顺序可依所用工具的要求而定）：①按下设定钮（set）；②输入月份，如为3月，输入3；③输入日，如为16日，输入16；④按仪器上的日期（date）钮，通知仪器这是日期；⑤输入时间，如为1时54分，输入1—5—4；按下时刻（time）钮，告诉仪器这是时刻。然后按复位钮，消除一切输入，让受试者尝试3次	3次内成功，计1分；否则，计0分	
8. 定向	问受试者下列问题：①今年是哪一年？②本月是哪个月？③今日是星期几？④今日是本月的几号？⑤现在我们在哪里？⑥现在我们在哪个城市？⑦您多大年纪？⑧您何年出生？⑨现任总理的名字是什么？⑩谁是现任国家主席？	①②③④⑤⑥⑦⑧⑨⑩全对，计1分；否则，计0分	

续表

检查项目	操作方法	评分标准	得分
9. 日期	问8中的第④题时记下其对错	正确，计1分；否则，计0分	
10. 辨认面孔	让受试者细看一些面部照片，每张看5 s，一共看5张，然后逐张问受试者这是男的，还是女的？是不到40岁，还是大于40岁？然后给他10张面部照片，其中有5张是刚看过的，让受试者挑出来	全对，计1分；否则，计0分	
11. 认识图画	让受试者看10张用线条图绘的物体画，每次一张，每张看5 s，让其叫出每张图中物体的名字。在延迟后让受试者从20张图中找出刚看过的10张图	全对，计1分；否则，计0分	
		总分	

注：以上11题除第一题最高2分外，其余各题最高为1分，故满分为12分；正常人总分为9~12分，平均得分为10.12分，标准差为1.16；脑损伤时至少3项不能完成，总分为0~9分，平均得分为3.76分，标准差为2.84；对脑损伤的受试者而言，最难的是1、2、3、4题，对第2题尤感困难。

表 25　社会支持评定量表（SSRS）

指导语：下面的问题用于反映您在社会中所获得的支持，请按各个问题的具体要求，依据您的实际情况填写，谢谢您的合作。

1. 您有多少关系密切，可以得到支持和帮助的朋友（只选一项）?

（1）一个也没有　（2）1~2个　（3）3~5个　（4）6个或以上

2. 近一年来您（只选一项）：

（1）远离家人，且独居一室

（2）住处经常变动，多数时间和陌生人住在一起

（3）和同学、同事或朋友住在一起

（4）和家人住在一起

3. 您和邻居（只选一项）：

（1）相互不来往，只是点头之交　　　　（2）遇到困难可能稍微关心

（3）有些邻居很关心您　　　　　　　　（4）大多数邻居都很关心您

4. 您和同事（只选一项）：

（1）相互之间从不关心，只是点头之交　（2）遇到困难可能稍微关心

（3）有些同事很关心您　　　　　　　　（4）大多数同事都很关心您

5. 从家庭成员得到的支持和照顾（在合适的框内划"√"）：

	无	极少	一般	全力支持
A. 夫妻（恋人）				
B. 父母				
C. 儿女				
D. 兄弟姐妹				
E. 其他成员（如嫂子）				

6. 过去，在您遇到急难情况时，曾经得到的经济支持和解决实际问题的帮助的来源有：

（1）无任何来源

（2）下列来源（可选多项）

A. 配偶　B. 其他家人　C. 亲戚　D. 同事　E. 工作单位　F. 党团工会等官方或半官方组织　G. 宗教、社会团体等非官方组织　H. 其他（请列出）

7. 过去，在您遇到急难情况时，曾经得到的安慰和关心的来源有：

（1）无任何来源

（2）下列来源（可选多项）

A. 配偶　B. 其他家人　C. 亲戚　D. 同事　E. 工作单位　F. 党团工会等官方或半官方组织　G. 宗教、社会团体等非官方组织　H. 其他（请列出）_____

8. 您遇到烦恼时的倾诉方式（只选一项）：

（1）从不向任何人诉说

（2）只向关系极为密切的 1 ~ 2 个人诉说

（3）如果朋友主动询问您会说出来

（4）主动诉说自己的烦恼，以获得支持和理解

9. 您遇到烦恼时的求助方式（只选一项）：

（1）只靠自己，不接受别人帮助

（2）很少请求别人帮助

（3）有时请求别人帮助

（4）有困难时经常向家人、亲友、组织求援

10. 对于团体（如党组织、宗教组织、工会、学生会等）组织活动，您（只选一项）：

（1）从不参加　（2）偶尔参加　（3）经常参加　（4）主动参加并积极活动

计分：

1. 量表条目计分方法

（1）第 1~4、第 8~10 条，选择 1，2，3，4 项分别计 1，2，3，4 分。

（2）第 5 条分 A、B、C、D 四项计总分，每项从无到全力支持分别计 1~4 分。

（3）第 6、第 7 条如回答"无任何来源"，计 0 分；回答"下列来源"者，有几个来源就计几分。

2. 量表分析方法

（1）总分：即 10 个条目计分之和。

（2）客观支持分：第 2、第 6、第 7 条评分之和。

（3）主观支持分：第 1、第 3、第 4、第 5 条评分之和。

（4）对支持的利用度：第 8、第 9、第 10 条评分之和。

表 26 社会网络量表（LSNS）

家庭网络

1. 1 个月内您至少见到或听到多少个您家的亲戚。（　　）

0. 0 个　1. 1 个　2. 2 个　3. 3 或 4 个　4. 5 ~ 8 个　5. 9 个或更多个

2. 告诉我谁和您的关系最近，以及 1 个月内您见到或听到他几次。（　　）

0. 0 次　1. 1 次　2. 2 次　3. 3 或 4 次　4. 5 ~ 8 次　5. 9 次或更多次

---

3. 您感觉到亲近的人有多少。（　　）

0. 0 个　1. 1 个　2. 2 个　3. 3 或 4 个　4. 5 ~ 8 个　5. 9 个或更多个

朋友网络

4. 您有多少亲近的朋友。（　　）

0. 0 个　1. 1 个　2. 2 个　3. 3 或 4 个　4. 5 ~ 8 个　5. 9 个或更多个

5. 1 个月内，您见到或听说这些朋友多少次。（　　）

0. 0 次　1. 1 次　2. 2 次　3. 3 或 4 次　4. 5 ~ 8 次　5. 9 次或更多次

6. 告诉我在这些朋友中，谁和您的关系最亲近，以及您多久能见到或听到他。（　　）

0. 小于 1 个月　1. 1 个月　2. 1 个月几次　3. 1 周　4. 1 周几次　5. 每天

知己关系

7. 当您要做一个重要决定时，您会告诉其他人吗。（　　）

0. 从不　1. 很少　2. 有时　3. 经常　4. 很多时候　5. 总是

8. 当您知道其他人有重要的决定时，他们会告诉您吗。（　　）

0. 从不　1. 很少　2. 有时　3. 经常　4. 很多时候　5. 总是

其他

9a. 每天有没有其他人依靠您做一些事，如购物、做饭、修理、照顾孩子、打扫卫生等。（　　）

没有：如果没有，继续第 9b 题。有：如果有，第 9 题得分为 5 并且跳至第 10 题

9b. 您是否帮助过其他人，如购物、修理、照顾孩子等。（　　）

0. 从不　1. 很少　2. 有时　3. 经常　4. 很多时候　5. 总是

生活安排

10. 您是独自还是跟其他人生活？（　　）

0. 独自生活　1. 跟其他无关系的人生活　4. 跟亲戚或朋友生活　5. 跟配偶生活

总得分为（　　）

注：LSNS 总得分是通过 10 道题答案相加获得，总分范围为 0 ~ 50 分，每道题得分为 0 ~ 5 分；总分小于 20 分，表示社会关系及社会支持差，大于 20 分，表示社会关系及社会关系支持良好。

表27　身体基础检测设备

设备种类	物品名称
生命体征测量设备	体温计、血压计、听诊器
营养状况测量工具	身高体重秤、轮椅秤、软尺
其他检查用物	握力器、视力表、手电筒、压舌板、白纸、记录笔等

表 28　能力评估工具

评估工具种类	物品名称
日常生活活动评估工具	餐具、沐浴花洒、沐浴凳、长柄沐浴刷、浴巾、洗手盆、洗漱用品、带扣子及拉链的衣物、带鞋带的鞋子、马桶、护理床、有扶手的椅子、轮椅、有扶手的楼梯或者阶梯等
认知功能测评工具	适量白纸、钢笔、图片
感知觉评估工具	老视镜、放大镜、助听器、报纸或书籍
行走 / 平衡能力测评工具	步行测量贴纸、椅子、各种类型的拐杖和助行器

表29 老年人能力评估报告

C.1 一级指标分级	C.1.1 自理能力得分：	C.1.2 基础运动能力得分：
	C.1.3 精神状态得分：	C.1.4 感知觉与社会参与得分：
C.2 初步等级得分		
C.3 老年人能力初步等级	□能力完好 □能力轻度受损（轻度失能） □能力中度受损（中度失能） □能力重度受损（重度失能） □能力完全丧失（完全失能）	
C.4 能力等级变更依据	依据附录表4中A.5的A.5.11"昏迷"、表A.4的A.4.1"疾病诊断"和表A.2的A.2.14"近30天内照护风险事件"确定是否存在以下导致能力等级变更的项目： □处于昏迷状态者，直接评定为能力完全丧失（完全失能） □确诊为痴呆（F00~F03）、精神科专科医生诊断的其他精神和行为障碍疾病（F04~F99），在原有能力级别上提高一个等级 □近30天内发生过2次及以上照护风险事件（如跌倒、噎食、自杀、自伤、走失等），在原有能力级别上提高一个等级	
C.5 老年人能力最终等级	综合C.3"老年人能力初步等级"和C.4"能力等级变更依据"的结果，判定老年人能力最终等级： □能力完好 □能力轻度受损（轻度失能） □能力中度受损（中度失能） □能力重度受损（重度失能） □能力完全丧失（完全失能）	

评估地点：_____

评估人员签名：_____、_____ 　　　日期：____年____月____日

信息提供者签名：_____ 　　　日期：____年____月____日

参 考 文 献

［1］李小鹰.老年医学［M］.北京：人民卫生出版社，2015.

［2］倪晶晶，李伟东.老年人生理结构与机能［M］.北京：中国海洋出版社，2017.

［3］孙长颢.营养与食品卫生学：第8版［M］.北京：人民卫生出版社，2017.

［4］化钱珍，胡秀英.老年护理学［M］.北京：人民卫生出版社，2017.

［5］高云鹏，胡军生，肖健.老年心理学［M］.北京：北京大学出版社，2013.

［6］苑秋兰.老年人生理与心理概论［M］.北京：人民卫生出版社，2021.

［7］任亮宝，王金梅.老年人社会支持与心理健康［J］.中国老年学杂志，2017：1530-1533.

［8］姜敏敏，谭磊，房亚明.自理能力、老化态度对老年人幸福感的影响［J］.中国老年学杂志，2018，38（5）：1230-1233.

［9］耿圆圆，张薇，周鑫，等.老年人衰弱的心理社会因素流行病学研究进展［J］.中国老年学杂志，2021，41（8）：1752-1756.

［10］程悦，刘佳，刘彦慧，等.中国老年人生理健康的系统评价［J］.中国老年学杂志，2020，40（22）：4797-4801.

［11］唐咏.我国城市老年人临终关怀服务体系发展现状及对策［J］.中华医学杂志，2017，97（3）：173-175.

［12］张乐，张存泰.血管钙化和血管老化［J］.中华老年医学杂志，2016，35（10）：1046-1050.

［13］陈习琼.中国老年人口失能现状及地区差异［J］.中国老年学杂志，2022，42（05）：1197-1201.

［14］廖少宏，王广州.中国老年人口失能状况与变动趋势［J］.中国人口科学，2021（01）：38-127.

［15］施红，赵烨婧，邓琳子.老年综合评估的临床意义与应用进展［J］.中国心血管杂志，2021，26（05）：413-417.

［16］蒋曼，戴瑞明，宋阳，等．基于日常生活活动能力量表的长期护理保险评估结果比较［J］．中国初级卫生保健，2019，33（07）：26-30.

［17］杨琛，王秀华，刘莉．Tinetti 平衡与步态量表在移动及平衡能力评估中的应用进展［J］．中国康复医学杂志，2019，34（05）：601-606.

［18］刘佳琳，倪翠萍，唐文，等．阿尔茨海默病患者沟通能力评估工具的研究进展［J］．现代临床护理，2021，20（05）：66-70.

［19］马骁．中外两种养老服务需求评估工具的比较研究［J］．护理研究，2020，34（09）：1552-1557.

［20］蒋语，林霞．阿尔茨海默病患者沟通能力的研究进展［J］．中国老年学杂志，2019，39（01）：248-250.

［21］刘玉文，田伟盟，罗凤云，等．老年综合评估及多学科团队服务在老年共病干预中的应用［J］．中国老年保健医学，2022，20（01）：41-44.

［22］张洁，沈姞，李晶．老年人内在能力概念解读与研究进展［J］．中华老年医学杂志，2021，40（04）：524-527.

［23］刘思峰，张维亮，杨英杰，等．一套更具可操作性的老年人能力评估体系［J］．中国老年学杂志，2022，42（6）：1475-1478.

［24］吴江．神经病学［M］．北京：人民卫生出版社，2010.

［25］王辰，王建安．内科学［M］．北京：人民卫生出版社，2016.

［26］田金洲，解恒革，王鲁宁，等．中国阿尔茨海默病痴呆诊疗指南（2020 版）［J］．中华老年医学杂志，2021，40（3）：269-283.

［27］中华医学会糖尿病学分会．中国 2 型糖尿病防治指南：2020 年版［J］．中华糖尿病杂志，2021，13（4）：317-411.

［28］国家心血管病中心 国家基本公共卫生服务项目基层高血压管理办公室，国家基层高血压管理专家委员会．国家基层高血压防治指南：2020 版［J］．中国循环杂志，2021，36（3）：26-37.

［29］傅得兴．老年人的药代动力学特点［J］．中华老年医学杂志，2004，23（4）：287-288.

［30］徐冬珠．老年人合理用药分析［J］．临床合理用药，2011，4（3B）：2.

［31］许士凯．老年人合理用药原则与注意事项［J］．现代中西医结合杂志，2005，14（8）：984-986.

［32］严于琴，章萍．社区老年人跌倒危险因素及干预对策研究进展［J］．

实用老年医学，2018，32（8）：710-712.

［33］唐丹丹，刘腊梅．社区老年人跌倒危险因素及干预措施研究进展［J］．全科护理，2020，18（21）：2654-2657.

［34］曾倩姣，路静静，白桂芳，等．阿尔茨海默病的家庭护理安全隐患及干预措施研究进展［J］．中西医结合护理（中英文），2018，4（4）：174-177.

［35］胡亦新，余小平．中国老年医疗照护［M］．北京：人民卫生出版社，2017.

［36］卢岳青，彭涛．老年急危重症快速识别与处置［M］．北京：科学出版社，2017.

［37］胡军．作业治疗学［M］．北京：中国中医药出版社，2017.

［38］励建安．脑卒中康复治疗［M］．北京：人民卫生出版社，2016.

［39］克莱尔·库伯·马库斯．康复式景观［M］．北京：电子工业出版社，2018.

［40］王祎．我国大型失智老年人照护单元户外活动空间设计研究［D］．广州：华南理工大学，2019.

［41］刘博新．面向中国老年人的康复景观循证设计研究［D］．北京：清华大学，2015.

［42］王晓博．以医疗机构外部环境为重点的康复性景观研究［D］．北京：北京林业大学，2012.

［43］戴靓华．"医养结合"型城市社区养老居住设施规划设计［M］．北京：中国建筑工业出版社，2017.

［44］于普林．老年医学［M］．北京：人民卫生出版社，2019.

［45］田金洲．中国痴呆诊疗指南［M］．北京：人民卫生出版社，2018.

［46］王拥军．神经病学新进展［M］．北京：人民卫生出版社，2018.

［47］贾建平．中国痴呆与认知障碍诊治指南［M］．北京：人民卫生出版社，2016.

［48］郑杭生．社会学概论新修［M］．北京：中国人民大学出版社，2019.

［49］吴捷．城市低龄老年人的需要、社会支持和心理健康关系研究［M］．天津：天津社会科学院出版社，2011.

［50］李晶．老龄社会背景下的老龄社会学研究［J］．老龄科学研究，2019（04）：3-10.

［51］詹奕，李海峰，陈天勇，等．老年人的家庭和非家庭社会关系与生活满意度的关系［J］.中国心理卫生杂志，2015：593-598.

［52］王华丽．老年心理辅导师实务培训［M］.北京：中国劳动社会保障出版社，2015.

［53］于欣．老年精神医学［M］.北京：北京大学医学出版社，2008.

［54］阿德勒，普罗科特．沟通的艺术［M］.黄素菲，译.北京：世界图书出版公司，2015.

［55］瑟勒，贝尔，梅泽．沟通力［M］.丁郡瑜，赵宇，杨亚杰，译.北京：机械工业出版社，2014.